居家康复丛书

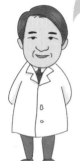

颈椎病康复

总主编　励建安　黄晓琳

主　编　陈　红

编　委　徐　群　张凤霞

漫　画　荧锐健康

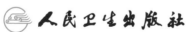
人民卫生出版社

图书在版编目（CIP）数据

图说颈椎病康复 / 陈红主编 . —北京：人民卫生出版社，2016
（居家康复丛书）
ISBN 978-7-117-23888-5

I. ①图… Ⅱ. ①陈… Ⅲ. ①颈椎 - 脊椎病 - 康复 - 图解 Ⅳ. ①R681.509-64

中国版本图书馆 CIP 数据核字（2017）第 010836 号

人卫智网　www.ipmph.com　医学教育、学术、考试、健康，购书智慧智能综合服务平台

人卫官网　www.pmph.com　人卫官方资讯发布平台

图说颈椎病康复

策　　划　周　宁
主　　编　陈　红
出版发行　人民卫生出版社（中继线 010-59780011）
地　　址　北京市朝阳区潘家园南里 19 号
邮　　编　100021
E － mail　pmph @ pmph.com
购书热线　010-59787592　010-59787584　010-65264830

印　　刷　北京盛通印刷股份有限公司
经　　销　新华书店
开　　本　787×1092　1/32　　印张：5.5
字　　数　77 千字
版　　次　2017 年 3 月第 1 版　　2021 年 11 月第 1 版第 5 次印刷
标准书号　ISBN 978-7-117-23888-5/R·23889
定　　价　35.00 元

打击盗版举报电话：010-59787491　　　E-mail：WQ @ pmph.com
（凡属印装质量问题请与本社市场营销中心联系退换）

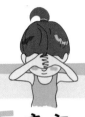

PREFACE 序言

　　康复，是指综合地、协调地应用医学的、教育的、社会的、职业的各种措施，使病、伤、残者已经丧失的功能，能尽快地、最大可能地得到恢复和重建，使他们在体格上、精神上、社会上和经济上的能力得到尽可能的恢复，使他们重新走向生活，走向工作，走向社会。康复不仅针对疾病而且着眼于整个人，从生理上、功能上和心理上进行全面康复。

　　世界卫生组织在 2011 年颁布的最新世界残疾报告中指出，每个人一生中或早或晚都要经历功能障碍或者残疾，这是人类的一种生存方式。换句话说，康复跟每个人都相关。我们的周围每时每刻都可以找到有功能障碍的普通人，调动患者的内在因素，积极地来改变患者对环境的适应能力，同时改造外部环境，达到人和环境的和谐统一，这就是中

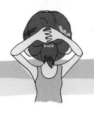

国的传统理念——天人合一，也就是康复的目标。

现在的医学概念认为，康复医疗和临床治疗以及预防的关系已经不再是一个简单的时间顺序，而应该是交织在一起的服务链。我们知道，92%的疾病是不能完全治愈的，会有各种类型的功能障碍遗留下来，这些功能障碍问题的解决不是药物可以控制的，那就需要康复医疗。由此可见，预防、治疗、康复是一个完整的服务链，其重要性可见一斑。

康复医疗是让人回归家庭和社会的保障，积极的生活方式、运动锻炼、合理的饮食、好的心态、避免不良的生活习惯，这些都是康复医疗。康复是一项有益的投资，能提高人类的能力，其普及和推广的积极意义将惠及整个国家和大众，这是件大事情。

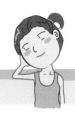

　　我们的医学模式正在改变。过去，我们的注意力往往集中在患者的身体功能和结构上，也就是说我们把患者当做一个患了病的器官、组织或者系统来看待，现在我们更多的是要看个人的活动和参与。国际上越来越重视作业的治疗和职业治疗，不是指疾病的痊愈，而是指社会角色的恢复，这就是我们讲了多年的"回归社会"。由于康复治疗以重返工作、重返社会作为核心目标，因此我们的思路要从过去的"我希望有损坏的组织器官得以痊愈"，转向提升功能和重返社会。

　　康复医学更多的是理念，是思路。我一直记得国际康复医学会前主席奥克·肖特的一句话，"什么是康复，康复就是教育"。所有的康复治疗都应该要求每个人的主动参与，而康复需要做的就是教育每个人，让大家知道问题所在，理解问题，并树立信心去一步一步解决问题。在康复过程中，每个人都会惊喜地发现自己的变化以及人类战胜疾病的

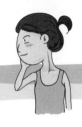

潜质，在改善各种功能的同时也改变了心态，培养出积极乐观的人生态度。

　　康复科普系列丛书将覆盖肩颈痛、高血压、糖尿病、脑卒中、运动创伤、慢性阻塞性肺炎等上百种常见病的居家康复常识，请大家能给予康复更多的理解，让更多的功能性障碍的患者获益，赢得最佳治疗时机，重拾生活的信心，获得生命的尊严。这是康复科普丛书的目标，让我们一起努力，因为这关系到你我每个人的健康。

励建安

主任医师、教授、博导
美国国家医学科学院外籍院士
国际物理医学与康复医学会前主席
中华医学会物理医学与康复学分会主任委员
江苏省康复医学会会长

目录
CONTENTS

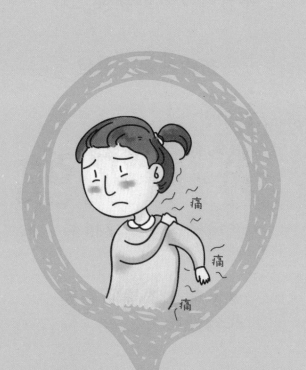

CHAPTER **1**

谁弄疼了
我的颈部

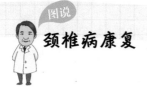

　　李某，26岁，办公室文案工作者。最近半个月来一直觉得颈肩部疼痛、僵硬。起先她没有在意，后来胳膊及手腕也疼了起来，影响到她敲键盘，她才到医院看病。医生详细地咨询了病史，并给她做了颈椎磁共振检查，结果证实她是颈椎间盘突出。她的颈痛是由于颈椎病引起的。

　　随着电脑、平板电脑、手机的日益普及，颈椎病也越来越常见。

　　颈椎病以往多见于中老年人，近年来有年轻化的倾向。过去是会计、教师的职业病，现在则是办公室一族的困扰之一。

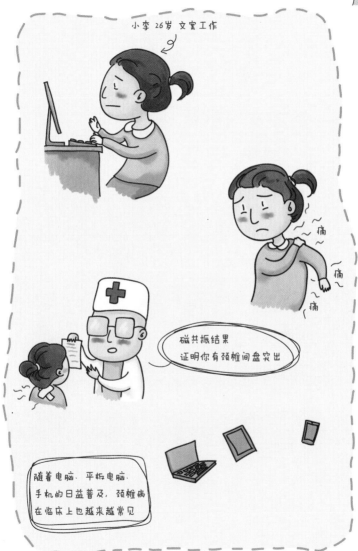

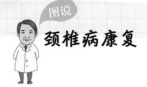
颈椎病的主要症状是:

- 颈部疼痛,伴有肩、上肢的疼痛或麻木

- 头痛

- 头晕

- 耳鸣

- 恶心

- 呕吐

- 眼睛发胀

- 胸闷气急

- 四肢无力

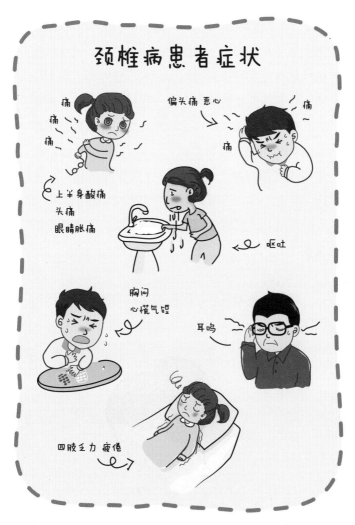

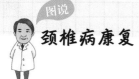

颈椎病康复

一般情况下，颈部的疼痛是间歇性的，也就是说，疼痛时有时无，持续的时间也不固定。这些症状经常在没有特殊诱因的情况下反复发作，但有时候又会无缘无故地消失。在一些特殊情况下，疼痛会一直存在，像这样疼痛一直持续的病人经常需要服用镇痛药物来缓解疼痛。有些人的疼痛比较轻，他们还可以继续工作，但也有少数人必须停止工作，专心治疗。通常，颈痛的病人在生活中都会有一些不适感，这时他们就需要通过减少个人活动来减轻疼痛。

因此，颈部疾病已经影响了我们的日常生活和工作。

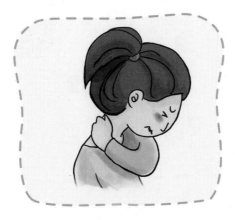

如果你有颈部的不适，这些症状可能会持续几个月，甚至几年。你也可能已经发现，治疗通常可以迅速消除疼痛，但是停止治疗后不久就会复发。在阅读本书时，你很可能已经有持续性的颈痛，也已经接受了一些治疗，但是效果并不明显。同时，你也意识到医生开的一些治疗处方只能缓解你一时的症状，而不能预防颈痛再次发生。你只能一次又一次求助于专业人士来帮助你缓解颈部疼痛。

如果每次颈痛复发时，你都能进行自我治疗，那该有多棒！如果你能够运用一套颈部操来预防颈痛的复发，那就更棒了吧！

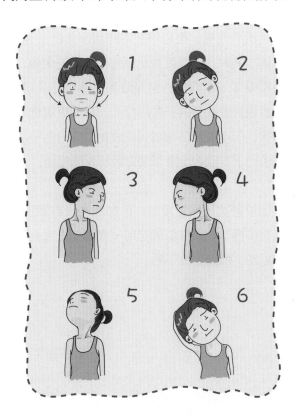

颈椎操

颈椎操主要分为两个部分：颈部运动和颈部肌肉力量训练，在本书第六章有详细的说明和指导。

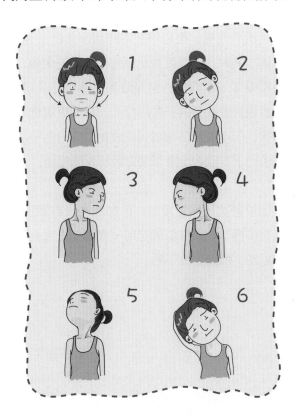

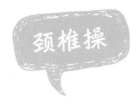

颈椎操

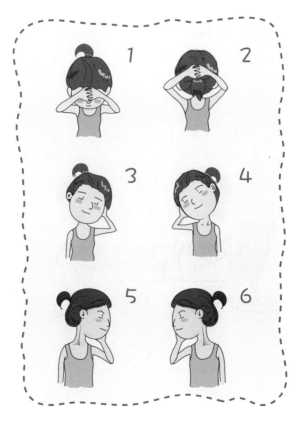

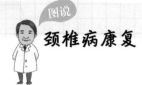

本书主要观点之一：治疗你的颈痛是你自己的责任。如果你因为各种原因患上了颈部疼痛，那么你就有必要学会如何减轻颈痛程度及预防颈痛复发。长远来看，自我治疗比其他任何方法对缓解颈部疼痛都更有效。

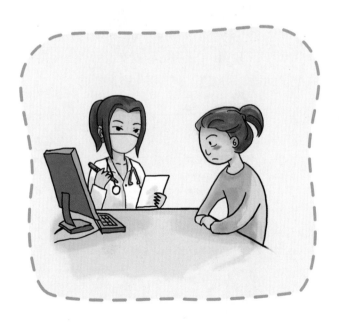

如果你是第一次患上颈痛，你需要先咨询医生，他会从不同角度来评估你的颈部问题。他会建议你接受治疗师的治疗，更重要的是指导你如何避免颈痛复发。如果你的颈部问题很复杂，例如感觉有严重的颈部刺痛、颈部活动困难或者严重而持续的头痛，那么你也应该先向医生咨询。

最后，大约 80% 的颈痛患者可以从本书中获益；本书针对的是那些因为长期伏案工作、长时间面对电脑工作、长时间低头玩手机等原因而患上颈痛的人。如果你的病因也是如此，那么你可以在本书中找到清晰而有用的信息。

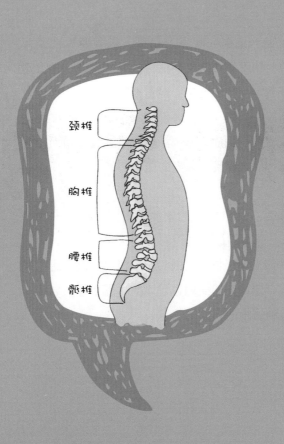

CHAPTER 2

颈椎结构

小常识

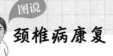
脊椎

我们俗称的脊梁骨，也叫脊椎或脊柱。

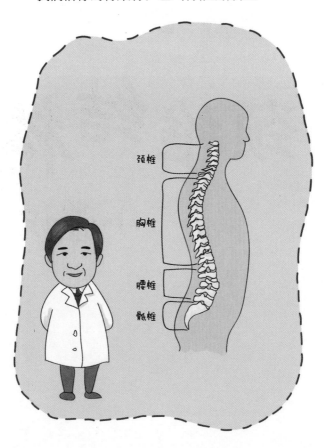

颈椎

胸椎

腰椎

骶椎

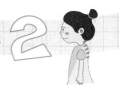

在颈部，脊椎由7块椎骨构成，一块叠一块，像一串"糖葫芦"。

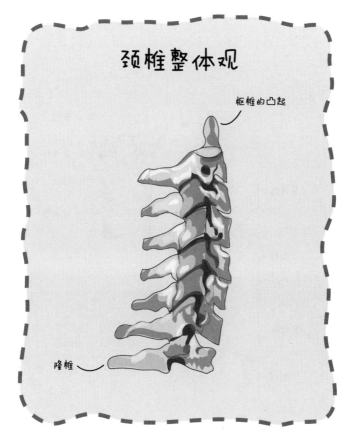

颈椎整体观

枢椎的凸起

隆椎

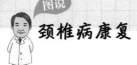

图说

颈椎病康复

脊柱及脊髓、椎间盘、脊神经、椎动脉等剖面整体观

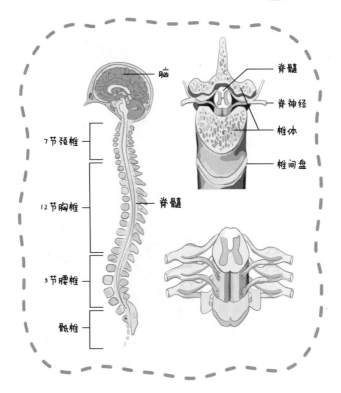

脑

脊髓

脊神经

椎体

椎间盘

7节颈椎

12节胸椎

脊髓

5节腰椎

骶椎

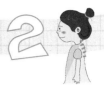

椎动脉和脊神经

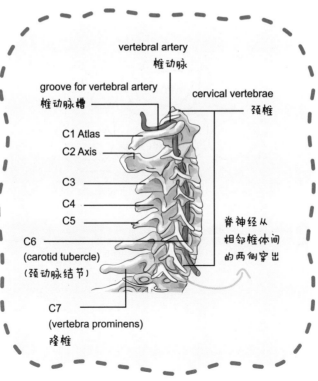

vertebral artery
椎动脉

groove for vertebral artery
椎动脉槽

cervical vertebrae
颈椎

C1 Atlas
C2 Axis

C3
C4
C5

C6
(carotid tubercle)
(颈动脉结节)

脊神经从相邻椎体间的两侧穿出

C7
(vertebra prominens)
隆椎

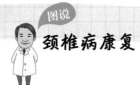

颈椎病康复

每块椎骨前方有一个坚硬的部分，被称作椎体，椎体后方有一个椎孔。当所有椎骨连成一条线形成脊柱时，这些孔形成一条椎管。椎管起容纳及保护脊髓的作用。

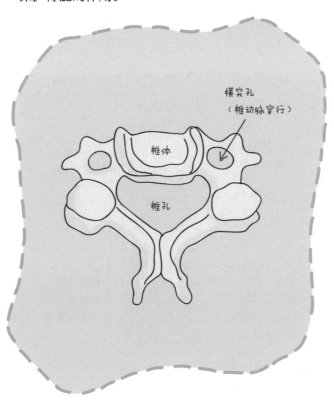

横突孔
（椎动脉穿行）

椎体

椎孔

18

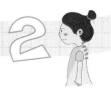

2

椎骨间被一种特殊的软骨分开，称为椎间盘。椎间盘位于相邻椎体之间，脊髓正前方。

椎间盘由富含弹性胶状物质的髓核、软骨环、环韧带组成，起到缓冲垫的作用，能缓冲震动。它们可以改变形状，允许椎体间的移动以及颈椎的整体活动。

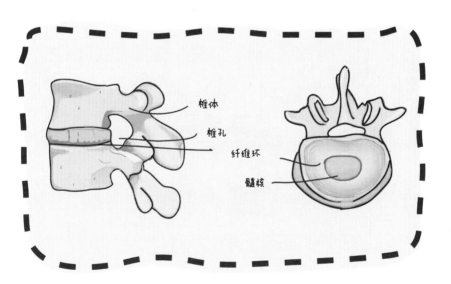

椎体

椎孔

纤维环

髓核

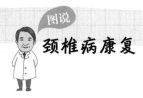

　　颈部的椎骨和椎间盘通过一系列的关节连接形成了颈椎。每个关节周围都有韧带附着，以此保持脊柱稳定。颈部的肌肉横穿一个或多个关节，上至头部，下至躯干。在肌肉终点形成肌腱，肌腱附着在不同的骨头上。肌肉收缩引起一个或多个关节的活动。

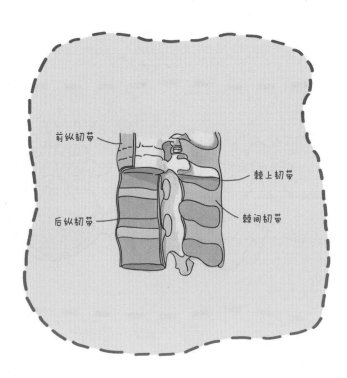

前纵韧带

棘上韧带

后纵韧带

棘间韧带

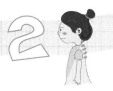

　　在两个椎体间左右各有一个小孔，神经从椎管穿出形成左右脊神经。脊神经能够维持我们肌肉的力量和皮肤的感觉。神经是我们身体的预警系统，比如疼痛表示身体的某些部位即将或者已经受到损害。

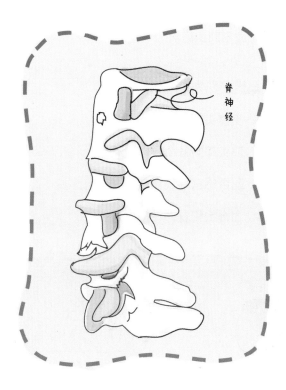

脊神经

颈椎的功能

　　颈椎的椎体、椎间盘以及头部形成了一个灵活的关节系统，这些关节使头部能左右旋转近 80°，能抬起、低下和向左右倾斜，还可以将这些动作组合而形成不同的姿势。

　　颈椎主要功能有以下几方面：

　　1. 支撑头部；

　　2. 使头部向各个方向运动；

　　3. 配合感官系统调整头部姿势；

　　4. 为脊髓和脊神经提供保护。

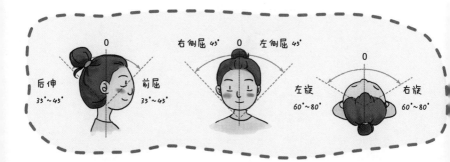

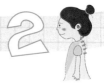

首先，颈椎关节有一些特殊结构，使颈部具有很高的灵活性，例如寰枢关节，因为结构的特殊性导致其灵活性最高。同时，胸椎和腰椎的活动范围又分别受限于胸廓和骨盆，所以颈椎的活动范围比腰椎和骶椎都要大得多。另一方面，由于颈椎不像胸椎和腰椎有胸廓、骨盆等结构的环绕和保护，当受到外力冲击时，颈椎就更容易受伤。

在我们的日常生活中，颈椎的高度灵活性是必不可少的；却也是引起许多颈部疾病的原因所在。

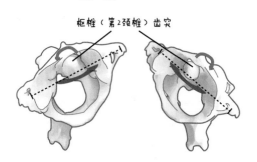

枢椎（第2颈椎）齿突

寰枢关节，主要起颈部左右旋转的作用
寰椎横韧带稳定寰齿关节

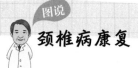

自然的姿势

　　从这张人体侧面图可以看出，颈椎紧靠肩部的地方有一个小幅度的向前弯曲的曲线，这个曲线被称为颈椎曲度。正常的颈椎曲度非常重要，本书中的多个地方都提及颈椎曲度。

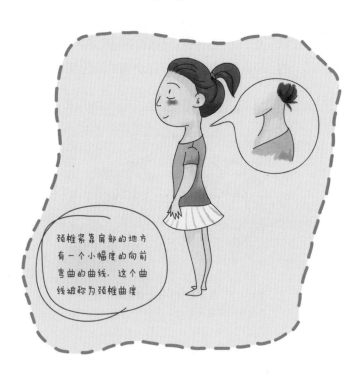

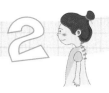

当人体直立时，头部位于肩胛带的正上方，形成一道小而可见的颈椎曲度。

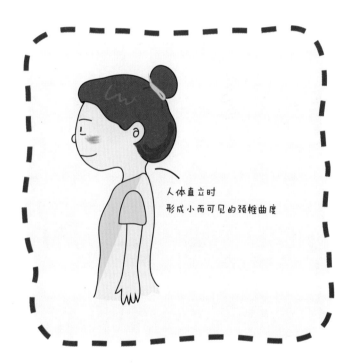

人体直立时
形成小而可见的颈椎曲度

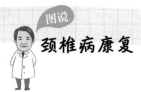

由于不注意保持正确姿势，我们经常可以看到人们把头伸向身体前方，下巴伸出。这时，颈椎曲度就会被扭曲，发生形状改变。

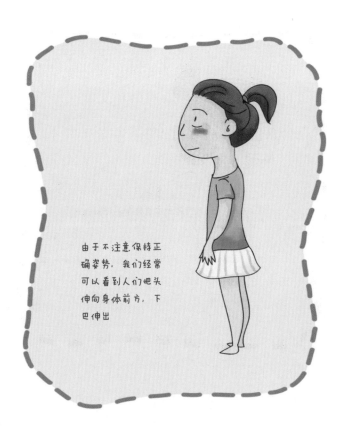

由于不注意保持正确姿势，我们经常可以看到人们把头伸向身体前方，下巴伸出

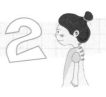

在这种姿势下，下颈椎的关节相对向前弯或者屈曲；同时，上颈椎和头部之间的关节相对向后弯或者伸展。这就是"头部向前突出"的姿势，如果长时间保持这种姿势，就可能引起颈部问题。

不正确的站姿

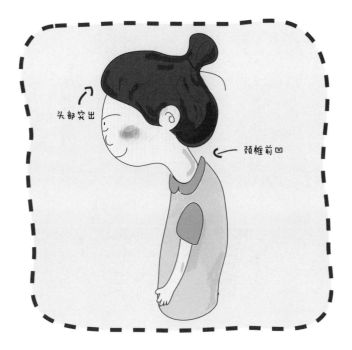

头部突出

颈椎前凹

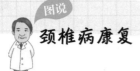

X 线片下的颈椎曲度

不正确的颈部姿势会引起颈椎的曲度变化——变直，甚至反弓。

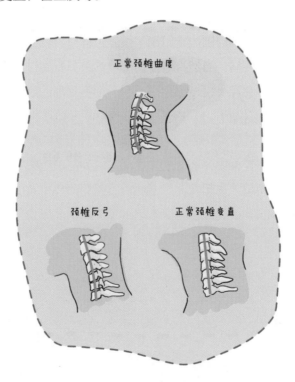

正常颈椎曲度

颈椎反弓

正常颈椎变直

颈部疼痛的机制

当颈部周围的软组织被过度拉伸时，就会产生机械性疼痛。当然身体任何部位的关节受到过度拉伸，都会产生机械性疼痛，但是影响颈痛的还有其他因素。

在脊椎中，环绕于椎骨间关节周围的组织，特别是韧带，也起着支撑椎间盘、隔开相邻椎骨的作用。这些组织使椎间盘处于一个封闭的环境，并有利于椎间盘形成减震机制。

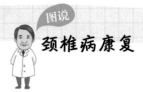

图说

颈椎病康复

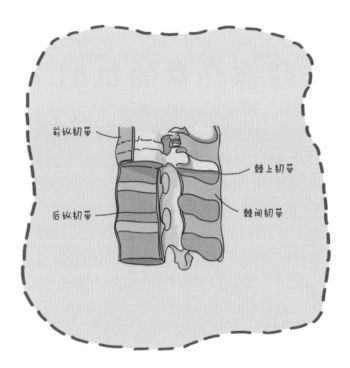

前纵韧带

棘上韧带

后纵韧带

棘间韧带

引起颈部最初的机械性疼痛可能是以下原因：颈部韧带和软组织被过度拉伸，但没有造成实体组织损伤。

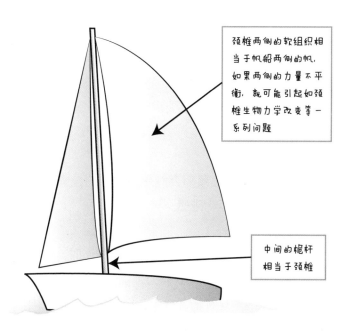

颈椎两侧的软组织相当于帆船两侧的帆，如果两侧的力量不平衡，就可能引起如颈椎生物力学改变等一系列问题

中间的桅杆相当于颈椎

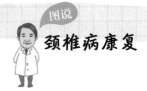

过度拉伸可能由它们引起:

1. 最常见的过度拉伸是由于姿势压力引起的。尽管这种压力不太剧烈,但是长时间作用于颈椎,也容易产生疼痛。这种类型的压力是由我们自己的不良姿势导致,因而我们也能很容易地采取措施来改变它。这就是本书重点要讲的自我治疗预防颈痛的措施。

2. 由于外力使颈部突然受到剧烈的拉力引起的,例如车祸和运动碰撞。

当软组织过度拉伸造成实体组织损伤时,情况会变得复杂。要有很大的外力才能造成肌肉拉伤,进而导致颈痛,这种情况并不会经常发生。但肌肉等软组织的慢性劳损却是很常见的。

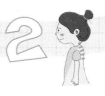

此外，肌肉损伤后恢复速度快，且引起疼痛的持续时间很少超过两周。当强大的力量引起肌肉损伤时，通常也会引起包括关节囊和韧带在内的软组织受伤。

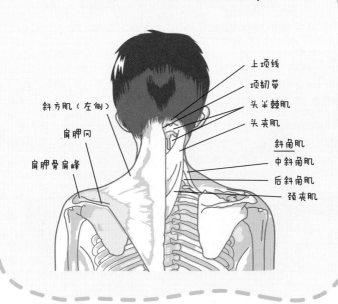

颈部软组织和韧带

斜方肌（左侧）
肩胛冈
肩胛骨肩峰

上项线
项韧带
头半棘肌
头夹肌
斜角肌
中斜角肌
后斜角肌
颈夹肌

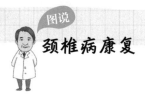

事实上，早在肌肉受伤前就已经出现了软组织的损伤。当这些组织愈合后，可能形成瘢痕组织，使得这些组织的弹性降低。

这时，即使是正常的运动，也可能因为牵拉瘢痕组织（已经变短的结构）而引发疼痛。除非进行适当的练习，来逐渐延伸和拉长这些组织，恢复它们正常的弹性，否则伤愈后的组织可能是造成持续性颈痛或头痛的原因。

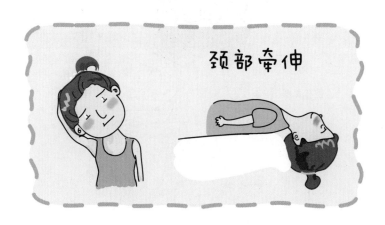

颈部牵伸

当环绕在椎间盘周围的韧带受伤的程度引起椎间盘减震能力下降、并且椎间盘外围的纤维环也受到削弱时，情况将会变得复杂。这时，椎间盘的髓核向外膨出。

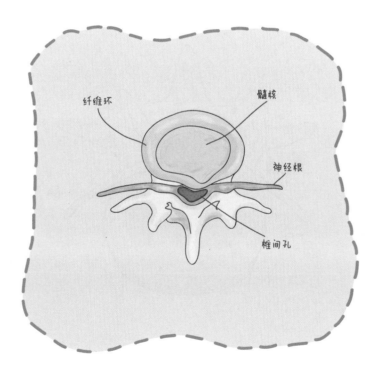

纤维环

髓核

神经根

椎间孔

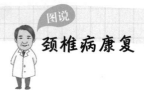
更严重的情况下，髓核冲破纤维环，引起剧烈的疼痛。当椎间盘向后膨出足够远时，可能会压迫脊神经而引起疼痛。

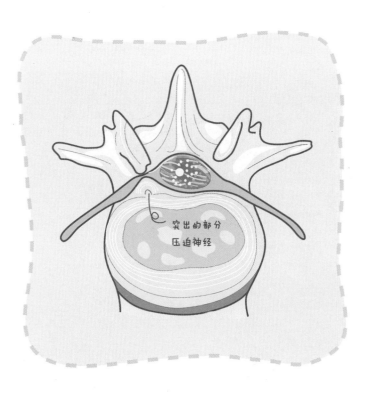
突出的部分
压迫神经

神经根受压

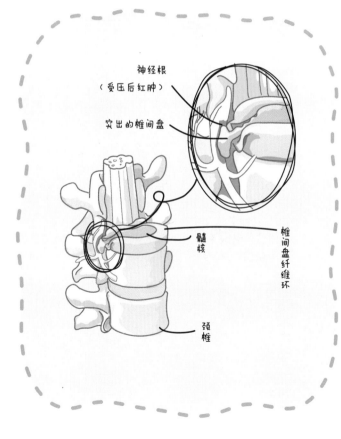

神经根
（受压后红肿）

突出的椎间盘

髓核

椎间盘纤维环

颈椎

这种压迫引起的疼痛可能会扩散至远离压迫的地方，比如手臂或手。

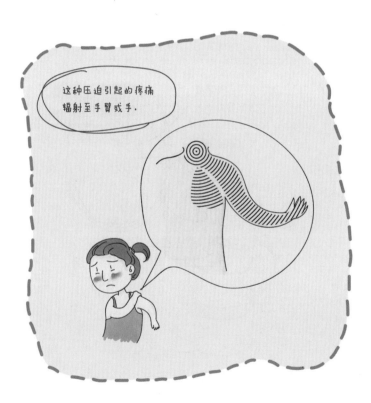

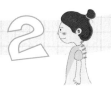

由于椎间盘膨出，可能会发生严重变形，也可使椎骨不能保持正确的排列。在这种情况下，你在做某些动作时候可能完成不了，而强行做这些动作又会引起剧烈的疼痛。正是因为这样，有些人才不得不把头歪向一边，保持这种强迫体位。如果你曾经也经历过疼痛突然发作，随后你的头部不能正常移动，那么说明你的椎间盘可能有部分髓核突出。

无需惊慌！本书中所讲解的练习是经过精心设计的，可以帮助你缓解颈部的不适。

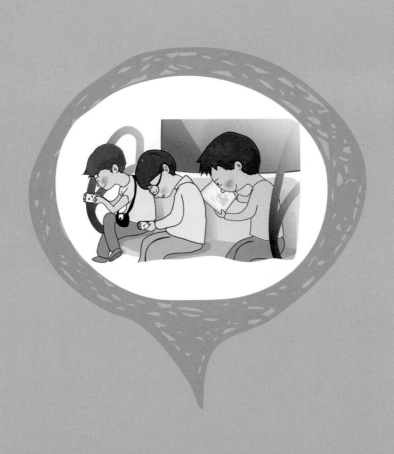

CHAPTER 3

我的颈痛
从哪里来

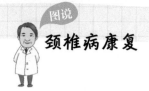

颈痛主要是由不正确的姿势、年龄因素、颈部损伤、情绪紧张、受寒等因素引起的。最常见的原因是由于不正确的姿势压力导致韧带过度拉伸而产生的疼痛。长时间坐姿不良，卧位或睡眠时头部姿势不当和长时间的低头看手机，长时间上网聊天、打游戏等均会引起颈痛。

在所有的不良姿势中，坐位时头向前伸是最为常见的错误姿势。错误的姿势本身就会引起颈痛。但是，如果你的颈部已经存在问题，错误的坐姿会加重颈部疼痛，并使疼痛发作的时间延长。

首先需要了解一下哪些是不正确的姿势。

不正确的姿势

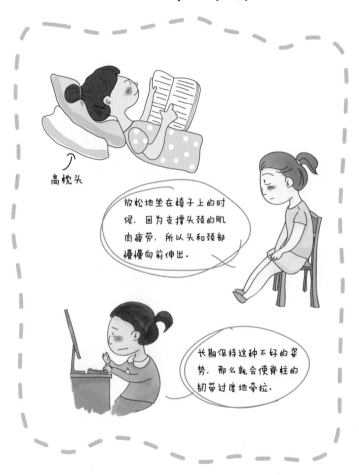

高枕头

放松地坐在椅子上的时候，因为支撑头颈的肌肉疲劳，所以头和颈部慢慢向前伸出。

长期保持这种不好的姿势，那么就会使脊柱的韧带过度地牵拉。

43

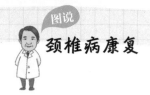

不正确的坐姿

当我们轻快地行走时，我们的身子是挺直的，头也是直立的。当我们直立行走时，我们的头固定在脊柱上，因此获得脊柱最大的支持。

当我们放松地坐在椅子上的时候，因为支撑头颈的肌肉疲劳，所以头和颈就慢慢向前伸出。

因为肌肉的疲劳和放松，我们的头颈失去了主要的力量支持。而其结果就是我们的姿势变成了头向前伸的错误姿势。

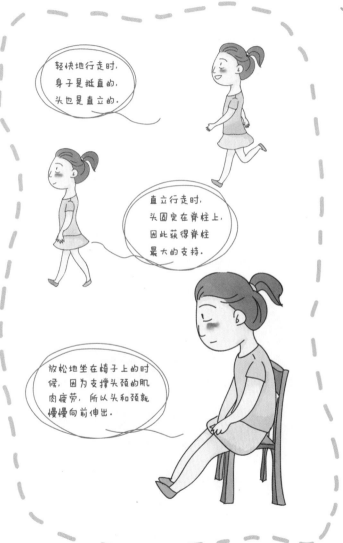

轻快地行走时，身子是挺直的，头也是直立的。

直立行走时，头固定在脊柱上，因此获得脊柱最大的支持。

放松地坐在椅子上的时候，因为支撑头颈的肌肉疲劳，所以头和颈就慢慢向前伸出。

图说

颈椎病康复

这种姿势在我们的生活中随处可见，比如我们在看书或用电脑的时候。这种姿势不是天生就有的，毕竟，人类最初进化的时候不是每周要坐6天，每天6到8小时。因此在婴儿期我们并不会出现这种姿势，但是到了少年时期我们就很容易出现这样的错误姿势。

如果我们长期保持这种不好的姿势，就会使我们脊柱的韧带过度地牵拉。这样的话疼痛就会给我们的日常生活带来困扰。

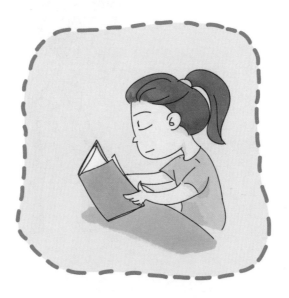

一旦头向前伸的姿势成为一种长期的习惯，这可能会引起颈椎椎间盘的变形。

　　如果颈部运动可以减轻疼痛，那这种颈部问题一般都是由于长期的不良姿势导致的。

　　不良的颈部姿势不仅是颈部问题的主要诱因，而且也是颈部问题得不到及时改善的主要因素。

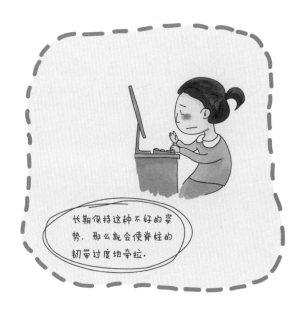

长期保持这种不好的姿势，那么就会使脊柱的韧带过度地牵拉。

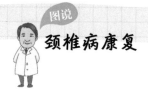

当我们坐着的时候，腰背部的姿势严重影响颈部的姿势。如果腰背部是弓着的，那么头和颈就自然会被向后拉伸。在我们不注意的时候就会很容易出现这样的姿势。不幸的是，我们以某种姿势坐好才几分钟，我们的身体就会放松，然后我们就又会以弯着腰、头颈向前伸的不良姿势坐着。大部分人都是以不良姿势长时间地坐着的。

这就是为什么有那么多久坐的人有下腰痛和颈痛的原因之一。

一旦我们知道了如何正确地坐，将有效地预防颈痛。

不正确的坐姿

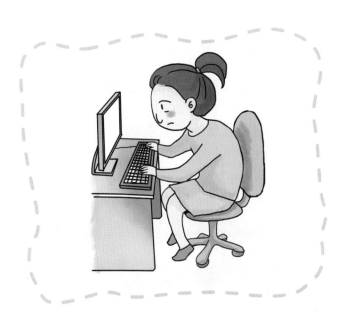

不良的卧姿

第二种最常见引起颈痛的是睡眠时的姿势。如果你在睡前没有感觉不适，早晨起床时却感到脖子僵硬疼痛，问题就很可能出在了睡眠中，主要是枕头不合适或睡姿不对。

不良的睡姿
误区之一：高枕头

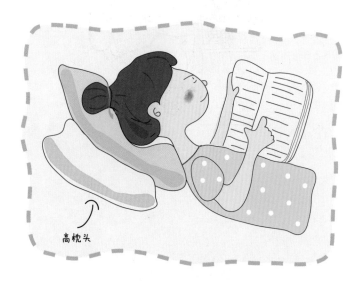

高枕头

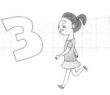
睡高枕头：虽然古语云"高枕无忧"，但是睡觉时用高枕头是非常不健康的。睡高枕头时，颈肩的肌肉在睡眠中不仅没能得到放松修复，反而因为睡高枕头时肌肉绷紧而加重了肩颈部肌肉的劳累。

枕头高低对颈椎曲度的影响

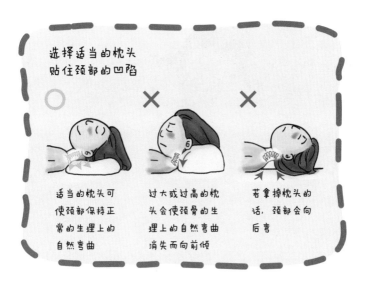

选择适当的枕头
贴住颈部的凹陷

○　　　　✕　　　　✕

适当的枕头可使颈部保持正常的生理上的自然弯曲

过大或过高的枕头会使颈骨的生理上的自然弯曲消失而向前倾

若拿掉枕头的话，颈部会向后弯

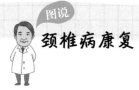

不良的睡姿
误区之二：趴着睡

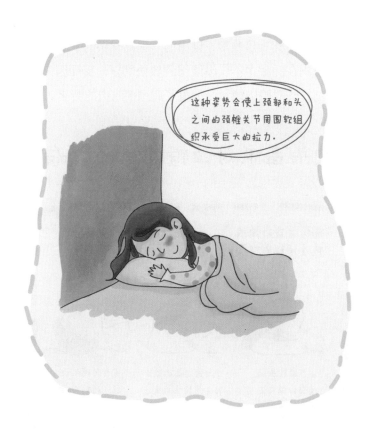

这种姿势会使上颈部和头之间的颈椎关节周围软组织承受巨大的拉力。

有些人喜欢趴着睡觉，起床时经常伴有颈部疼或头痛，但这种疼痛在白天会慢慢消退。除此之外，他们并没有颈部问题。

当趴着躺下来时，头部通常会转向一侧，在这种姿势下会导致颈部的一些关节，特别是上颈椎的关节达到最大或接近最大的关节活动度。结果，这种姿势会使上颈部和头之间的颈椎关节周围软组织承受巨大的拉力。

如果你有趴着睡的习惯，那么应该纠正过来。

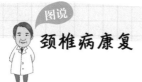

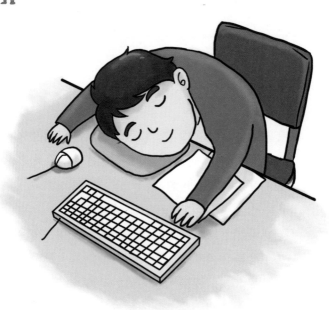

　　在办公桌上趴着打个盹原本是为了缓解疲劳，可往往一觉醒来后，会感到颈部肌肉发酸、发胀，甚至疼痛，这是因为颈部长时间过度倾斜，颈椎、肌肉、韧带始终处于一种牵拉的状态。所以尽量不要趴着睡觉。

错误与正确
睡姿小结

枕头太高或超过肩膀，颈椎变形，不宜 ✕

仰睡时肩膀超过枕头，颈椎受压迫，不宜 ✕

枕头只睡一半，颈椎悬空，不宜 ✕

趴床上睡，不宜 ✕

趴桌上睡，不宜 ✕

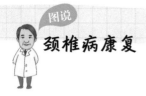

图说
颈椎病康复

正确睡眠习惯及枕头高度

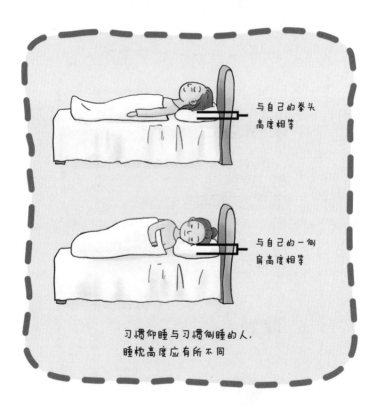

与自己的拳头
高度相等

与自己的一侧
肩高度相等

习惯仰睡与习惯侧睡的人，
睡枕高度应有所不同

56

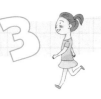

　　判断枕头合适程度的一个简单标准，就是患者晨起颈部症状是缓解还是加重。可以自我调整枕头的形状或选择可塑性的枕头，可使颈椎相对固定于正常的生理曲度，达到矫正曲度的目的，又可以使颈椎能在小范围内活动和位置调节。

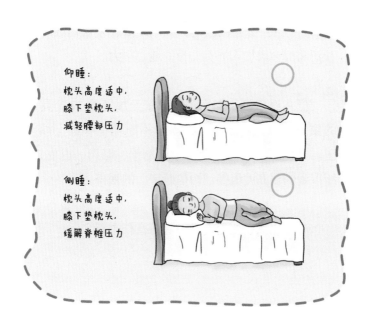

仰睡：
枕头高度适中，
膝下垫枕头，
减轻腰部压力

侧睡：
枕头高度适中，
膝下垫枕头，
缓解脊椎压力

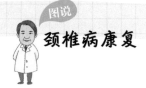

其他的不良姿势

长时间低头看手机。普通人头部重量约为4.5到5.5千克，低头刷微博、刷朋友圈、发短信或者看新闻都会增加人的头盖骨的地心引力。

低头看手机，相当于在脖子上加了约27千克的重量。每天看手机，相当于不断地在脊椎上加压。这些压力会导致颈椎早期磨损、撕裂、退变。所以我们要高度警惕"短信脖子"的祸害。

应该尽量在使用手机时保持脊柱垂直。

不良姿势：长时间看手机

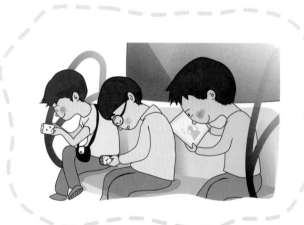

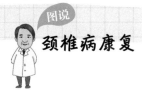

颈椎病康复

有人喜欢躺在床上上网聊天及打游戏，这些看上去很时尚的生活习惯其实是很危险的。在长时间靠在沙发上看电视以及长时间开车的时候，颈、胸、腰、骶 4 个区都不符合人体脊柱的最佳生理曲度，这种长时间强制性的错误姿势，容易引发脊柱退行性疾病。如：颈椎病，腰椎病。

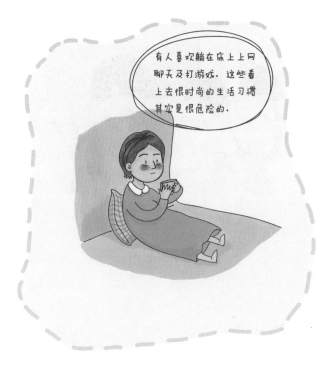

不良姿势：
长时间靠在沙发上看电视

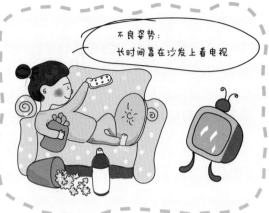

长时间开车的时候，颈、胸、腰、骶个区都不符合人体脊柱的最佳生理曲度。

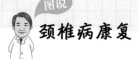

图说

颈椎病康复

退变因素

随着年龄的增长，颈椎椎体和椎间盘发生退变。椎骨还容易形成骨刺，压迫神经和周围组织产生疼痛。日常生活中不正确的姿势会加重退变。

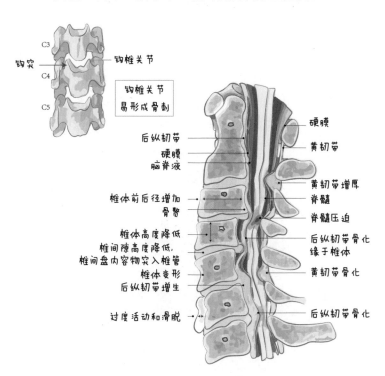

C3

钩突 —— 钩椎关节

C4

钩椎关节
易形成骨刺

C5

后纵韧带
硬膜
脑脊液

椎体前后径增加
骨赘

椎体高度降低
椎间隙高度降低
椎间盘内容物突入椎管
椎体变形
后纵韧带增生

过度活动和滑脱

硬膜
黄韧带

黄韧带增厚
脊髓
脊髓压迫

后纵韧带骨化
缘于椎体

黄韧带骨化

后纵韧带骨化

62

颈部损伤

突然转动会损伤颈椎和局部的韧带、肌肉、关节。如在行使的汽车上睡觉，当急刹车时或严重颠簸时就容易损伤颈部。

颈部损伤——
案例（汽车睡觉）

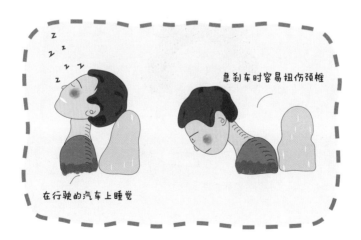

急刹车时容易扭伤颈椎

在行驶的汽车上睡觉

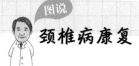

情绪紧张

工作过于劳累和精神紧张，也会使肌肉无法放松，从而导致颈部疼痛。

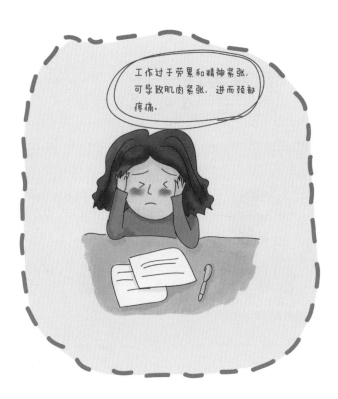

受寒

寒冷会使劳损的肌肉产生痉挛，加重疼痛。

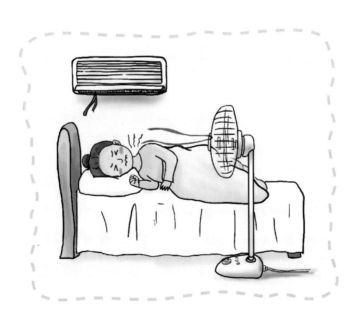

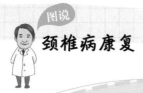

高跟鞋、单肩包这些时髦的消费品，也会影响我们的颈部哟

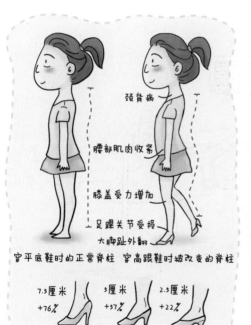

颈背病

腰部肌肉收紧

膝盖受力增加

足踝关节受损

大脚趾外翻

穿平底鞋时的正常脊柱　穿高跟鞋时被改变的脊柱

7.5厘米 +76%　　3厘米 +57%　　2.5厘米 +22%

鞋跟高度与前脚掌压力涨幅

　　长时间穿高跟鞋，身体大部分重量转移至前脚掌，下半身重心向前，上半身就会自然而然的向后倾斜，以此保持身体平衡，长时间保持这种姿势容易引起颈椎曲度的改变。

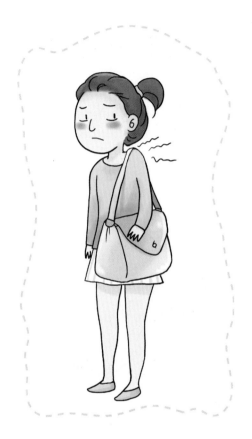

　　单肩时尚大包会使肩部受力不均匀，导致颈部肌肉紧张。长时间背着重的单间包可能会引起颈椎病。

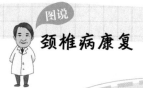

疼痛的部位

颈部的疼痛部位因人而异。第一次疼痛通常出现在颈底部的中间或一边。

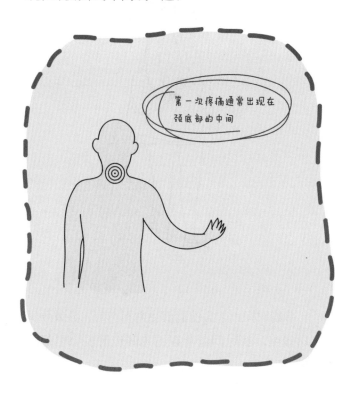

第一次疼痛通常出现在颈底部的中间

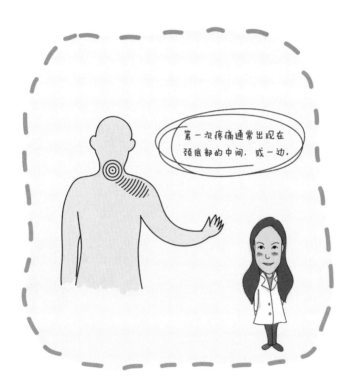

第一次疼痛通常出现在颈底部的中间，或一边。

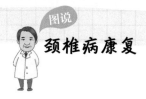
疼痛一般会在几天内慢慢减轻。以后的疼痛可能出现在两侧肩部，或者出现在一侧肩的顶部或肩胛骨处，也可能出现上臂外侧或后侧的疼痛，肘关节以下到腕或手都有可能出现疼痛，手指也可能会有针刺或麻木感。

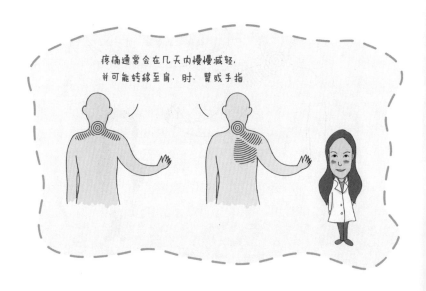

疼痛通常会在几天内慢慢减轻，
并可能转移至肩、肘、臂或手指

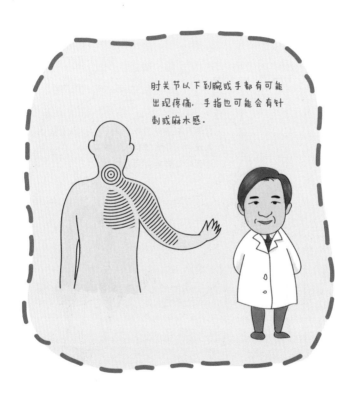

肘关节以下到腕或手都有可能
出现疼痛，手指也可能会有针
刺或麻木感。

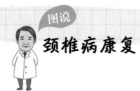

有些人的颈部问题主要表现为头痛。这种头痛主要是在一侧或双侧头的底部和后面以及颈部的顶端。

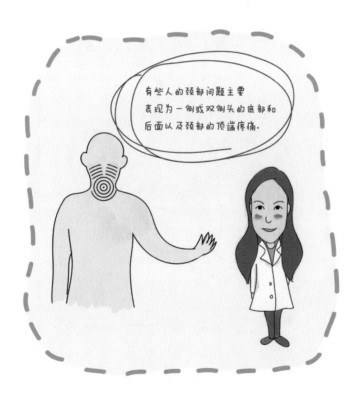

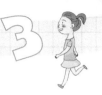

但是这种头痛也可以在一侧或双侧，从头的底部一直延伸到头的顶部甚至到眼睛的后面。

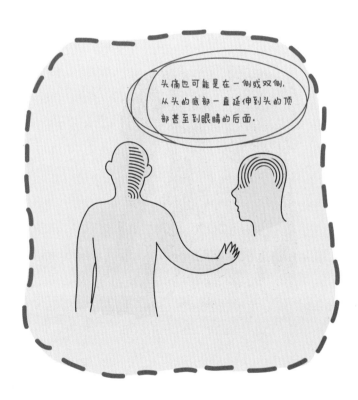

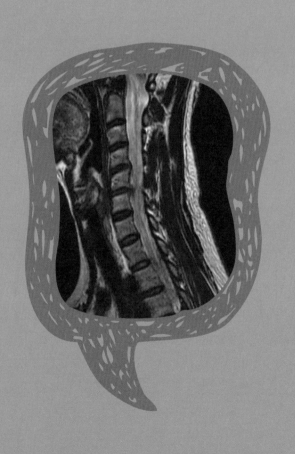

CHAPTER 4

如何确定患了 颈椎病

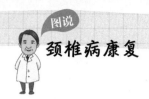

颈椎病康复

颈椎病是颈椎椎间盘退行性改变及其继发病理改变累及其周围组织结构（神经根、脊髓、椎动脉、交感神经等）的相应临床表现。仅有颈椎的退行性改变而无临床表现者则称为颈椎退行性改变。

根据颈椎病的各种症状，临床可以分为颈型颈椎病、神经根型颈椎病、椎动脉型颈椎病、交感神经型颈椎病、脊髓型颈椎病等。

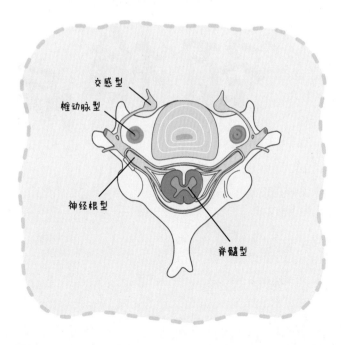

1. 颈型

颈部肌肉紧张僵硬

颈部疼痛酸胀

颈型颈椎病

颈部活动受限

颈部压痛

青年多见长期伏案

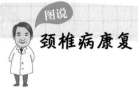
2. 神经根型

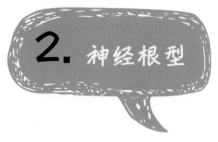

上肢、手背、手指疼痛麻木

颈部隐痛或剧痛

神经根型颈椎病

上肢无力持物不稳

休息后减轻劳累后加重

中年多见反复发作

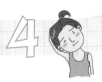

3. 椎动脉型

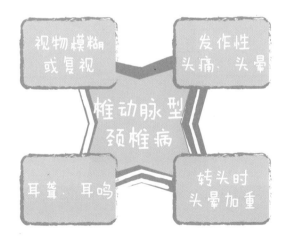

视物模糊或复视

发作性头痛、头晕

椎动脉型颈椎病

耳聋、耳鸣

转头时头晕加重

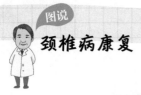

4. 脊髓型

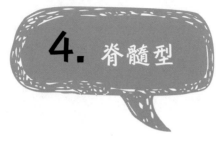

下肢麻木疼痛，踩棉花感

四肢无力

脊髓型颈椎病

中老年为主

大小便功能障碍

外伤可诱发

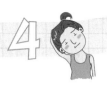

5. 交感神经型

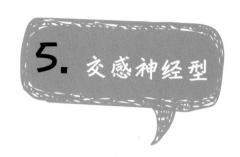

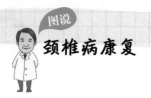

　　依据颈椎病分型，辅助检查可以提供诊断依据，如 X 线、CT、磁共振等，还有电生理检查如肌电图等。

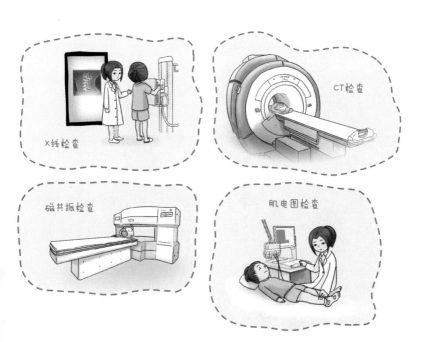

X线检查

CT检查

磁共振检查

肌电图检查

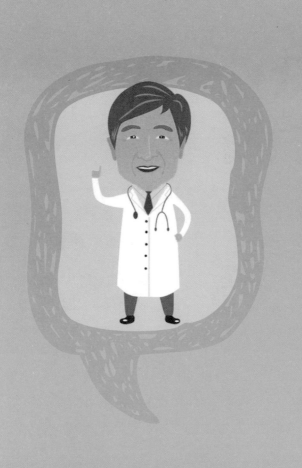

CHAPTER

5

专家教你
正确的姿势及
颈部练习

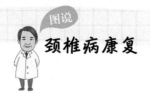

图说

颈椎病康复

适用人群

颈椎锻炼是国外办公族中流行的一种颈部保健运动，种类有很多，主要都是通过前屈（低头）、后伸（抬头）、旋转（简单轻缓转动头部）、侧屈（向左右侧偏头）等颈部运动的方式，来达到对颈部的自我治疗和局部锻炼。

特别是对于经常久坐办公室、久坐电脑前的人群，空暇之余做做颈椎锻炼，能够起到促进颈部血液循环、缓解肌肉痉挛、增强颈部韧性的效果。需要注意的是，颈椎锻炼虽然有预防颈椎病的效果，但主要适合长期伏案工作和轻度颈椎病人群，颈椎病症状较重的患者要慎用。

注意事项

1. 如果您的颈椎病已经严重到压迫神经、血管，请您咨询医生后再自行锻炼；

2. 缓慢、均匀地运动，不要忽然用力；

3. 在自己能控制的范围内运动，不要追求过大的活动范围，一点一点进步；

4. 如在训练过程中出现不适，请及时停止。

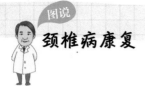

图说

颈椎病康复

专家教你正确的姿势

站立

古人说的好，"站如松，坐如钟"，站立时应抬头，下巴内收，全身从脚心开始微微上提，即收腹挺胸；目光平视，使脊柱保持正常生理曲线。

正确站姿：
抬头，下巴内收，
全身从脚心开始
微微上提，
即收腹挺胸；
目光平视，使脊柱保持
正常生理曲线。

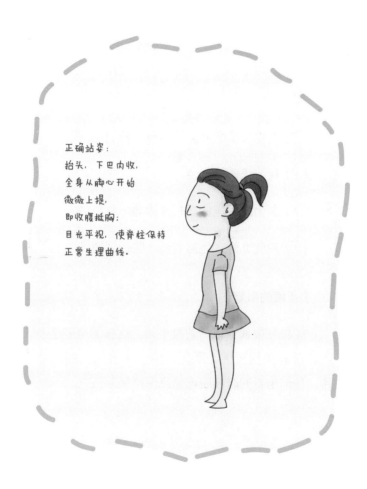

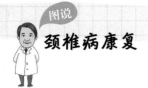

坐

为了防止久坐所产生的颈痛，我们应该做到：

（1）保持正确的坐姿；

（2）久坐时，应注意有规律地休息；

（3）除此之外，还需要做一些颈部锻炼。

【正确的坐姿】

如果你很懒散地弓着腰坐着，这样的坐姿是不可能使脖子摆正的。所以，第一步要纠正腰的动作。在你坐着的时候应该始终保持腰部直立。

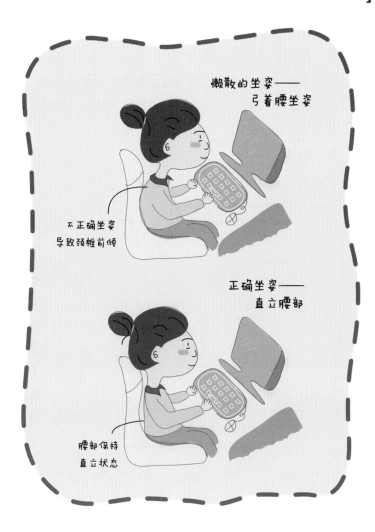

懒散的坐姿——
弓着腰坐姿

不正确坐姿
导致颈椎前倾

正确坐姿——
直立腰部

腰部保持
直立状态

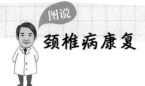
　　为了达到这个目标，可以使用一些腰部的枕头。腰部的枕头或腰卷是专门用来支持你的腰部。因为即使你很注意自己的坐姿，强迫自己坐直，但是坐得时间一长，人就会不知不觉地又回到弓着腰坐的姿势，而腰卷可以让你更轻松地保持更长时间的坐姿。

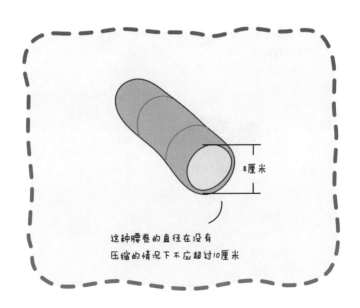

8厘米

这种腰卷的直径在没有
压缩的情况下不应超过10厘米

这种腰卷的直径在没有压缩的情况下不应超过10厘米，应该正好与腰部的弧度相吻合。如果没有这个腰卷，只要你一放松，例如当你说话、阅读、写东西、看电视或开车的时候，你的腰就是弓着的，你的脖子也是前向伸的。

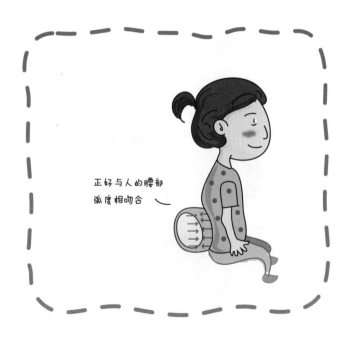

正好与人的腰部弧度相吻合

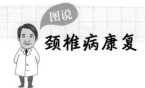

为了不让你弯着腰，当你坐在椅子或车上时，你必须把腰部的腰卷放在你的身后，这个位置大概与你的皮带相水平，下面几张图我们比较了错误和正确的姿势。

错误的姿势

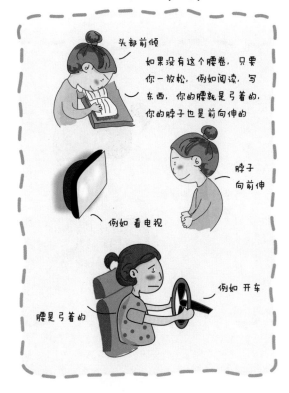

头部前倾

如果没有这个腰卷，只要你一放松，例如阅读、写东西，你的腰就是弓着的，你的脖子也是前向伸的

脖子向前伸

例如 看电视

例如 开车

腰是弓着的

正确姿势

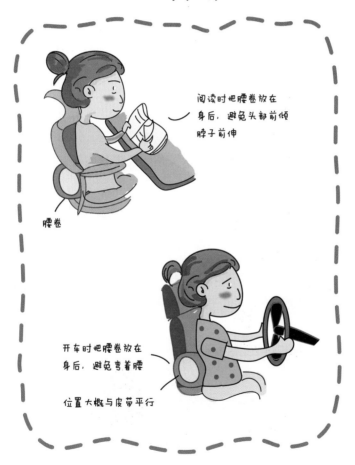

阅读时把腰卷放在身后，避免头部前倾脖子前伸

腰卷

开车时把腰卷放在身后，避免弯着腰

位置大概与皮带平行

图说

颈椎病康复

卧

前面提到枕头的主要功能是支撑头颈。因此，枕头应该能在不使头部倾斜或抬起的情况下填满头部和肩部之间的空隙。

通常侧卧时，枕头的高度与肩膀的宽度一样高，腿屈曲让肌肉处于平衡、松弛状态。仰卧位时枕头约 10 厘米高，要承托颈部及部分肩部，使肌肉放松。

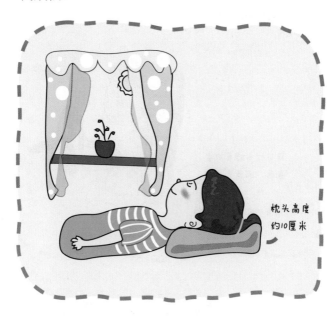

枕头高度
约10厘米

接下来，你必须选择合适的枕芯。最好是选里面填充羽毛或木棉的枕头，填充橡胶或泡沫碎块的枕头也是比较好的一种选择。

通过推挤枕芯，你可以为你的头部做一个凹槽，并将枕头边缘加厚来支撑颈部。

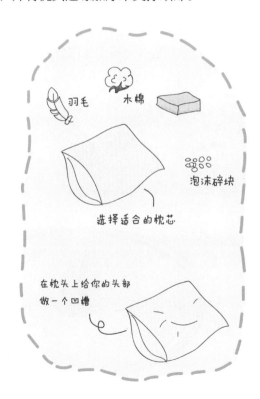

羽毛　木棉

泡沫碎块

选择适合的枕芯

在枕头上给你的头部
做一个凹槽

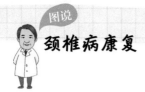

图说

颈椎病康复

如果你的枕头不能为你的颈部提供足够的支撑，你也可以使用一个支撑卷。软泡沫颈椎支撑卷的直径和长度分别是8厘米和45厘米。

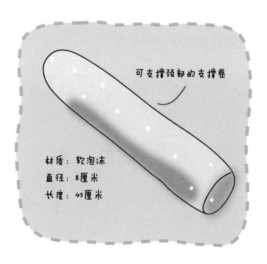

可支撑颈部的支撑卷

材质：软泡沫
直径：8厘米
长度：45厘米

上面的措施仅仅是一种指导，颈椎支撑卷需要满足不同个体要求，每个人也需要通过自己亲自体验来挑选适合自己的支撑卷。

把支撑卷置于枕套里靠近边缘的地方。或者，你也可以用一块长和宽均为 50 厘米的毛巾，对折后卷成一个不太紧的卷，然后将毛巾卷绕在脖子上，并将两端在颈前系住。在上述两种情况下，支撑卷能够充填颈部和枕头之间的空间。

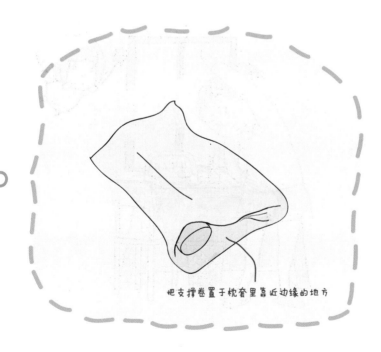

把支撑卷置于枕套里靠近边缘的地方

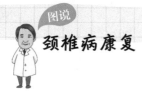

工作时正确的姿势

　　在同一姿势下工作不要超过 45 分钟。45 分钟后应该起来活动一下，做一些颈部保健操，放松肌肉。

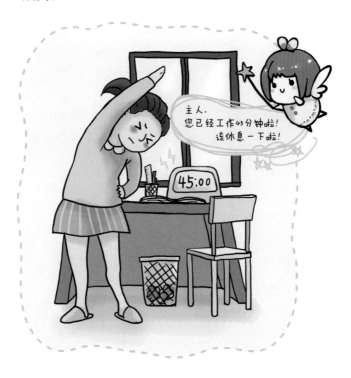

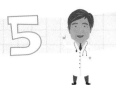

1. 选择科学合理的办公桌椅

椅子要求高低适中，最好选择带扶手、靠背有一定的弧度的椅子。

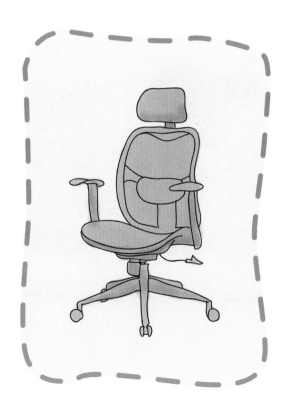

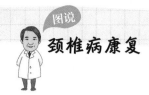

颈椎病康复

　　如果你现在还不想更换你的椅子，在现有的椅背上加一个腰卷也可以达到同样的作用。

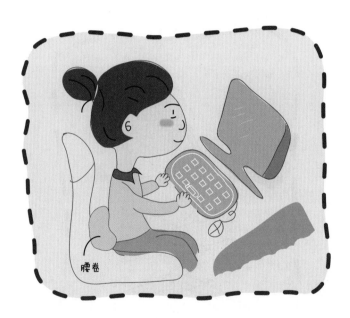

腰卷

其他方面还应注意椅子与办公桌的距离及高度是否协调；调整桌面或工作台的高度与倾斜角度，最好配备与桌面倾斜 10~30 度的座椅，防止头颈部长时间处于前倾状态。我们建议你在看书的时候使用一个阅读架，这样可以让你保持头部直立的状态。

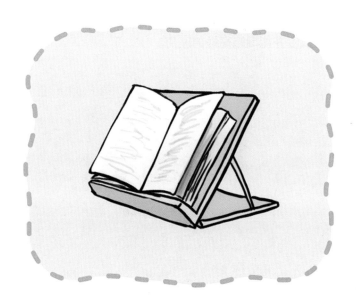

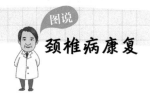

2. 注意调整工作姿势

研究显示，人的视线与地心垂线的夹角为 115 度时，颈部肌肉最放松，所以电脑显示器和座椅的相对高度要调整好。

如果没有条件更换专门的电脑桌，可以试着将座椅垫高，直到颈部感到放松为止，最好选择椅背有弧度并能调整高矮的座椅。

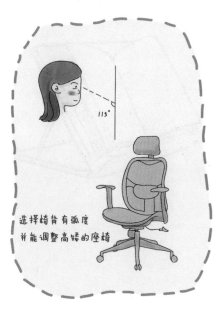

选择椅背有弧度
并能调整高矮的座椅

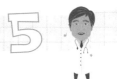

3. 保持正确的操作姿势

保持颈部直立，使头部获得支撑，两肩自然下垂，上臂贴近身体，手肘弯曲呈90度。

使用键盘或鼠标时，应尽量使手腕放松，保持水平姿势，手掌中线与前臂中线保持在一条直线上。

腰要挺直，膝盖自然弯曲呈90度，并维持双脚着地的坐姿。

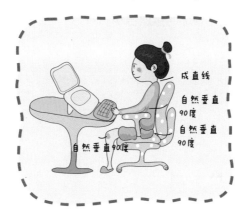

保持正确的坐姿

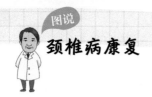

其他注意事项：

- 注意颈肩保暖，寒冷刺激会加重肌肉痉挛。

- 消除紧张情绪，及时咨询康复医生、心理
  医生。

- 乘坐汽车时不要睡觉。

- 避免颈部的猛烈转动。

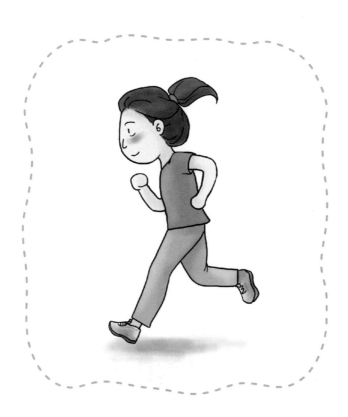

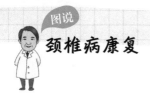

专家教你颈部的锻炼

一般原则和预防措施

练习的首要目的就是消除疼痛，然后逐渐提高并恢复颈部的活动范围。

所以，在为了消除疼痛而练习时，你应该主动将动作的幅度做到刚刚感觉到或快要感觉到疼痛为止，然后再放松并回到起始位置。

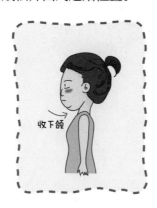

收下颌

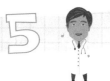

如果你的目的是要缓解颈部的僵硬，在练习的时候可以用手轻轻地推动下巴来施加额外的压力，使颈部活动范围达到最大，这样才能有效缓解颈部僵硬。

练习后，你需要同时纠正自己的错误姿势并保持正确的姿势。

即使在你的颈痛消失后，你仍然需要保持良好的姿势，只有这样才能预防颈痛的复发。

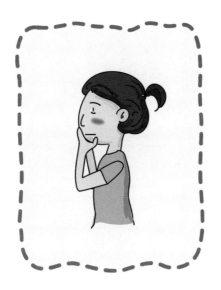

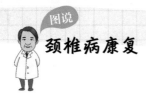

　　为了确定颈部练习方案是否适合你，你需要密切观察疼痛的位置是否发生了变化，这一点非常重要。你可能会注意到疼痛最开始位于颈部的一侧并扩散到肩膀或手臂，练习之后，疼痛转移至颈椎中部。换句话说，疼痛的部位更加集中了。

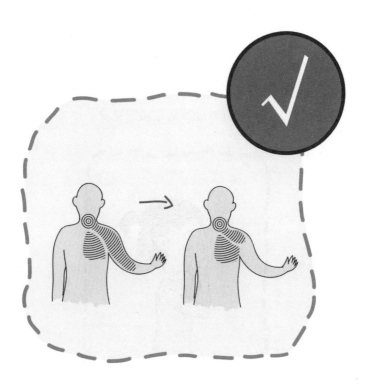

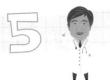

在你练习过程中，疼痛部位集中是一个好的征象。如果你的颈痛部位从远离颈部（疼痛经常发生的部位）转移至颈椎中部，就说明你的练习是正确的，并且你也适合这种练习方案。

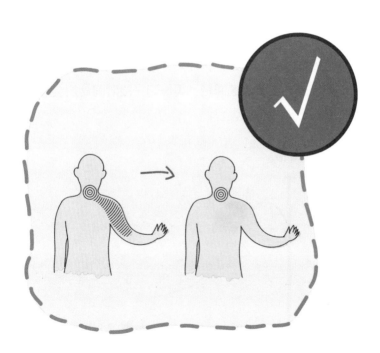

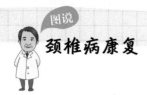

图说
颈椎病康复

如果颈痛非常剧烈，以至于你很难活动你的头部，并且无论以什么姿势躺在床上都很难受，那么你要谨慎地选择练习的方法，千万不要操之过急。

刚开始练习时，你可能会有疼痛加重的经历。这是很常见的。如果你继续练习，这种疼痛会很快减轻。通常，这种现象在第一组练习时会出现。一旦疼痛不再扩散，并且疼痛开始向心化，疼痛会在两三天内就会迅速减轻，再练习一段时间疼痛会好转很多或完全消失。

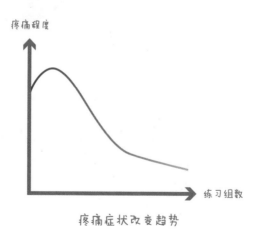

疼痛症状改变趋势

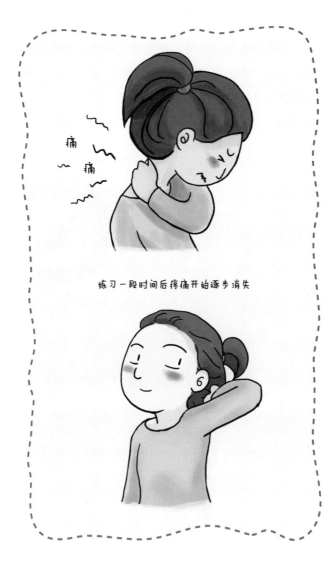

痛

痛

练习一段时间后疼痛开始逐步消失

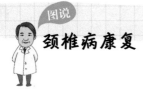

一开始练习的时候，如果疼痛持续加重或者疼痛向远离颈椎的方向蔓延，那么你应该停止练习并向康复专家咨询。

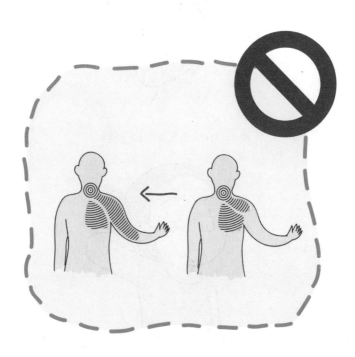

也就是说，如果你的症状在练习后立即加重，并且第二天持续加重，那么你不应该继续任何练习。

再或者，在练习的过程中，如果肘部以下手臂出现新的疼痛或原来的症状加重，那么你也应该停止练习。

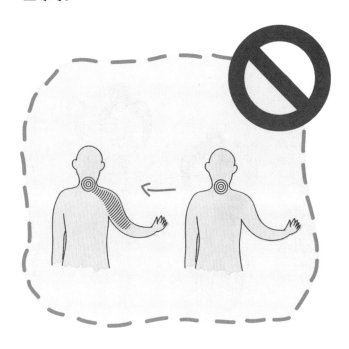

　　如果你的疼痛症状已经持续了好几个月，这种慢性疼痛不是经过两三天的练习就会缓解的。如果你坚持正确的练习，疼痛缓解的过程虽然很漫长，但是两个星期之后你就会感觉到疼痛减轻。

　　在刚开始练习时，建议你坐着练习。当掌握了要领后，只要采取合适的姿势，你也可以站着练习。

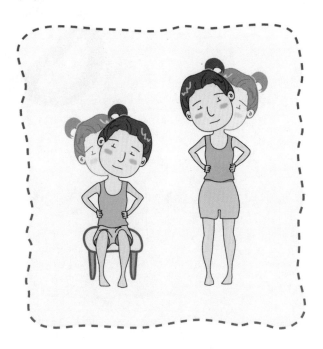

然而，如果疼痛实在太严重以至于难以忍受，很难坐着练习，那么，你一开始要采取卧位练习。躺下来时疼痛会减轻，是因为这时候头和颈椎的压力被床板分担了，并且脊柱承受的压力比坐位时会小很多。

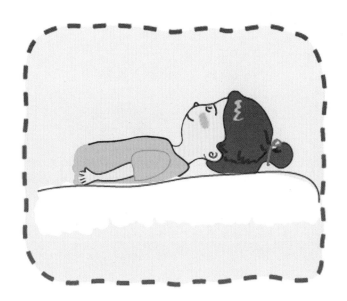

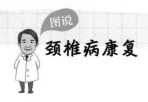

图说

颈椎病康复

　　如果你的年龄已超过 60 岁，那么在刚开始练习时，你最好采用躺着练习的方式。因为年纪较大的人在做颈部练习时，偶尔会感到头晕或轻度头痛。如果这些症状一直存在，你应该停止练习并向康复医生咨询。在卧位下练习一段时间之后，如果没有任何不良反应出现，你就可以安全地在坐位下进行练习了。

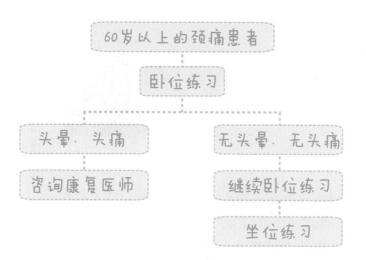

当你决定开始颈部练习时，就应该停止之前做的任何其他练习，比如健身或体育运动，专注颈部练习。等到疼痛完全缓解后，你可以做一些其他运动。

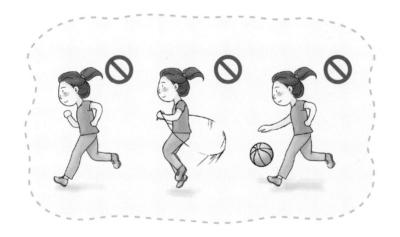

一旦你开始练习，有可能会产生新的疼痛。这些新的疼痛和你以前的疼痛不同，通常出现在以前没有疼过的部位。这些新的疼痛是因为你进行了从来没有做过的练习，但如果你继续该练习，疼痛会在三四天后缓解或消失。

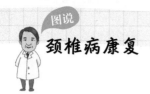

颈部练习

练习1：坐位头部回缩运动

头部回缩指的是将头部向后缩。坐在椅子或凳子上，眼睛平视前方并使自己完全放松。当你做这个姿势时，你的头部会稍微向前伸。现在请你准备好开始第一项也是最重要的一项练习。

缓慢而平稳地向后移动你的头部，直到不能再向后缩为止。

当你做这个练习时，请保持下巴向后收拢和紧缩。也就是说，你应该保持直视前方，而不要像抬头一样向后倾斜头部。当你的头部向后移动到最大幅度时，你就做出了头部回缩的姿势。

维持这个姿势几秒钟后，你可以休息，这时你的头颈会自然地再次向前伸。

　　每当重复这项周期性动作时，你要确保每次头颈向后移到最大的幅度。你可以将双手放在下巴上，稳定地将头部进一步向后推，这样会使这项练习变得更加有效。

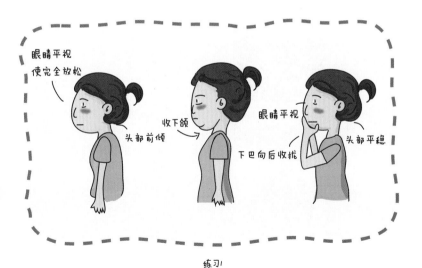

练习1

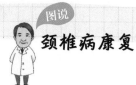

本项练习主要用于治疗颈痛，每天应做 6 到 8 组，每组 10 次。也就是说，你应该大约每 2 小时重复一组练习。如果你正经历严重的疼痛，那么你可以用"练习 3"代替本练习。如果用于预防颈痛，那么每当你需要的时候，可重复本项练习 5 到 6 次。

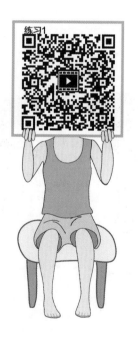

扫一扫

观看视频示范

练习1 坐位头部回缩运动

练习2: 坐位颈部伸展运动

伸展就是向后弯曲颈部。在做本项练习之前请先做"练习1"。保持坐姿,先重复几次"练习1",然后请把你的头部保持在回缩的状态,准备开始"练习2"。

抬起下巴,头部后仰,好像在仰望天空。当你这样做时,注意不要向前移动头部。尽量后仰头部,并不断将头部稍稍向左右转动偏离中线约2厘米,与此同时,进一步向后仰至最大角度时维持3秒左右,然后将头恢复到起始位置。

再一次强调,每次做周期性运动时,必须保证颈椎的伸展达到最大的幅度。

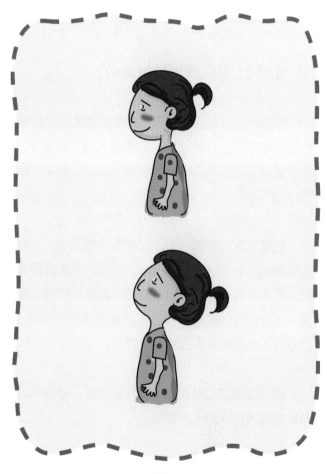

练习2

这项练习可用于颈痛的治疗和预防。"练习2"应该平均每天做6到8组，每组10次。如果你感到疼痛很严重以至于不能忍受"练习2"，也可以用"练习3"代替。

在你分别完全掌握"练习1"和"练习2"后，你可以将这两项练习组合成一项练习。

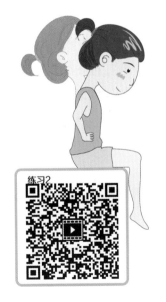

扫一扫
观看视频示范

练习2 坐位颈部伸展运动

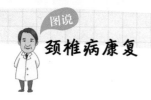

练习 3: 平躺头部回缩运动

仰卧在床上，头部放在床边，不要靠在床头上。例如，你可以倒着躺在双人床上，头朝向床尾。头和肩膀放松地平躺在床上，不要使用枕头。现在你可以开始"练习3"。

躺在床上，将头部向下压在床垫上，同时收回下颌。也就是说，在你平行地盯着天花板的同时，头颈应尽量向下压。在保持这一姿势3秒钟后，你可以休息一下，此时，你的头部会自然地恢复到起始位置。

每次当你重复练习时，请确保你的头颈部已经向后移动到最大幅度。

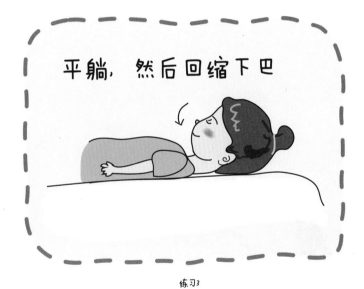

练习3

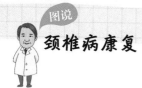

图说
颈椎病康复

本项练习主要用于缓解严重的颈痛。在你完成十次缩颈练习后，就应该评估这项练习对疼痛的治疗效果如何了。如果疼痛已经集中或者疼痛的程度减轻了，你就可以放心地继续进行这项练习。在这种情况下，你应该每天（不论白天或夜晚）练习6到8组，每组10次。

但是，如果疼痛显著加重或蔓延到离脊柱较远的位置，或者手指有针刺感或麻木感，那么你必须停止练习并向康复医生咨询。

练习3

扫一扫
观看视频示范

练习3 平躺头部回缩运动

128

练习 4：平躺颈部伸展运动

在做本项练习之前，必须先做"练习3"。仰卧在床上，用一只手支撑住头部，慢慢移动，使头、脖子和肩膀都露在床沿外。

在用一只手支撑住头部的同时，缓慢地仰头。然后逐步把手移开，在后仰到最大位置之后将头部左右转动约2厘米，尽量保持头颈部回缩。颈部伸展幅度达到最大之后，保持这个姿势3秒后放松。

将手托在脑后，缓慢将头部托起回到水平位，沿着床向下移动直至头部再次完全躺在床上，回到放松状态。

做完这项练习后，记得一定要躺在床上休息几分钟，休息时不要使用枕头。

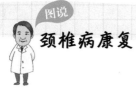

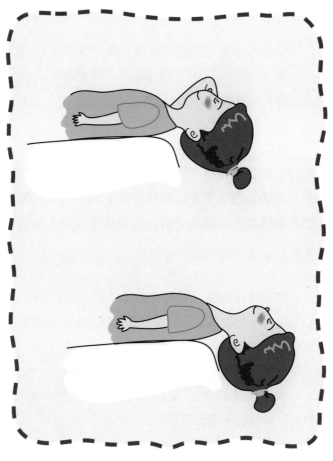

练习4

与"练习3"一样，本项练习主要用于缓解严重的颈部疼痛。直到急性症状缓解之前，"练习4"都应在"练习3"的后面进行，而且在每组练习中，练习4只需做一次。

一旦剧烈的疼痛有所缓解，就应该用练习1和2取代练习3和4。

你可能已经注意到了，除了练习时身体的姿势不同之外，练习3和4与练习1和2实际上是一样的。

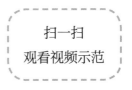

扫一扫
观看视频示范

练习4 平躺颈部伸展运动

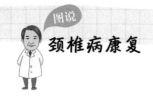

练习 5：颈部侧弯运动

坐在椅子上，重复几次"练习1"，再保持头部回缩的姿势。现在准备开始进行"练习5"。

颈部侧弯，然后继续向感到疼痛的一侧歪头。不要转动头部。也就是说，要保持平视前方，而不是使鼻子而是使耳朵靠近肩部。在做此动作时，一定要保持头部较好地回缩。可将患侧的手放置在头顶，缓慢而有力地将头部扳向患侧，这样将使练习更加有效。

维持这种姿势 3 秒钟后，恢复到初始姿势。

这种训练尤其适用于单侧疼痛或者偏向一侧疼痛的治疗。练习 5 每天平均应做 6~8 组，每组 10次，直至疼痛处集中为止。

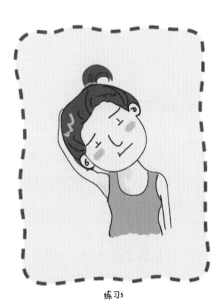

练习5

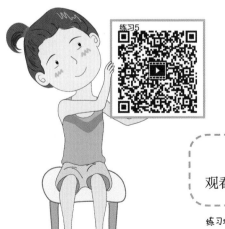

扫一扫
观看视频示范

练习5 颈部侧弯运动

133

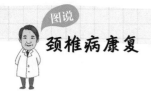

练习 6：颈部转动运动

转动包括转向左侧和右侧。坐在椅子上，重复"练习 1"几次后，使头部处于后缩状态。准备开始进行"练习 6"。

想一想你过马路之前是不是东看看、西看看？这个动作也一样，将头部从一侧转向另一侧，转到最大幅度后维持 3 秒钟。同时牢记保持头部较好地回缩。如果你觉得转向一侧时比转向另一侧更加疼痛，也可以只练习转向更加疼痛的一侧，重复几次后，疼痛强度会逐渐集到中部或逐渐减轻。然而，如果疼痛加剧或没有集中，就应该重复练习向疼痛较轻侧转动。

当转向两侧疼痛感觉一样或者没有疼痛时，你可以继续练习最大幅度地转动。用一只手托住枕部，另一只手托住下颌，缓慢而有力地增加头部的运动幅度会使练习更加高效。维持头部最大转动幅度姿势 3 秒后，使头部回到初始位置。

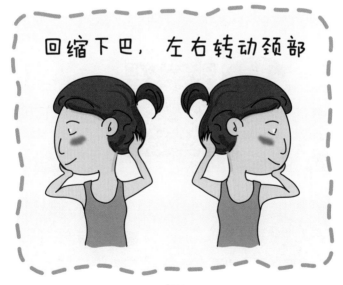

练习6

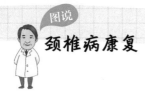

图说

颈椎病康复

本项练习既可用于治疗颈部疼痛，也可用于预防颈部疼痛。当用于治疗颈部疼痛和僵硬时，每天平均训练6~8组，每组10次。无论疼痛是否集中或减轻，在"练习6"后面都应该紧跟着做"练习1"和"练习2"。当用于预防颈部问题时，此练习每隔一段时间重复5~6组或根据需要自由调节。

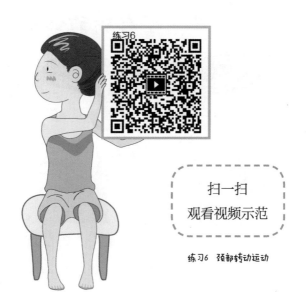

扫一扫
观看视频示范

练习6 颈部转动运动

练习 7: 坐位颈部前曲运动

坐在椅子上，向前平视，保持完全放松状态。准备进行练习 7。

低头含胸，下颌尽可能靠近胸壁。将双手交叉于头后面。放松双臂，肘部指向地板。此时上肢的重量会将头拉到更低水平，同时使得下颌更接近于胸壁。双手缓慢而有力地使头更接近于胸部会使练习更加有效。

维持最大颈部前曲度的姿势 3 秒后，再恢复到初始姿势。

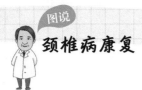

本项训练尤其适用于治疗头痛，并对急性发作恢复后残留的颈部疼痛或僵硬感有效果。无论是哪种情况，本项训练都应该每天做 6~8 组，每组 2 到 3 次。

在治疗头痛时，可将"练习 7"与"练习 1"结合起来使用。当应用于治疗颈部疼痛或僵硬时，"练习 7"之后应紧接着做"练习 1"和"练习 2"。

扫一扫
观看视频示范

练习7 坐位颈部前曲运动

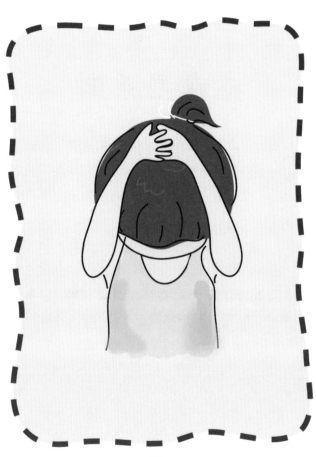

练习7

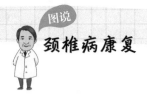

以上练习如何开始

疼痛显著时

有时疼痛十分剧烈，你不论怎样调整坐姿和工作时的姿势都觉得不舒服，甚至会使你无法完成某些动作。在急性疼痛发作时，应该尝试完成"练习1"。

很多人发现，即使没有做其他练习，只做"练习1"，也可以使疼痛得到相当大的缓解。如果条件允许，你应当尽快在做过"练习1"之后开始"练习2"，直至感觉症状显著改善为止。

如果你在 15 分钟左右的时间内完成了 3~4 组
"练习 1"，而疼痛仍然剧烈到不能忍受，那么请停
止练习，转而练习"练习 3"。

经过完成几组的训练后，你的症状会逐渐缓解
并集中。在你能熟练完成"练习 3"且症状有所缓
解后，应该尽快在继续"练习 3"的同时加上"练
习 4"，在应用"练习 3"已无法使症状改善更明显
时也应该加上"练习 4"。应用练习 4 的时机因人
而异，不过总的来说是越早越好。

你需要仔细观察疼痛的变化规律。如果几天内
疼痛向背部或颈部中间集中或强度减轻，则说明你
的练习是正确的。如果坚持训练，不久之后疼痛就
会消失。

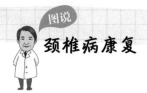

通常在你完成平躺状态下的训练 2~3 天后，你的症状会得到很大程度的改善，此时你可以逐渐减少"练习 3"和"练习 4"的组数，同时逐渐增加"练习 1"和"练习 2"的组数。

几天之后，你就可以坐着而不是躺在床上练习，你会发现此时坐着练习的效果和之前躺着练习时差不多。在这一阶段，疼痛会越来越轻。

```
┌─────────┐   疼痛剧烈   ┌─────────┐
│  练习1   │ ┄┄┄┄┄┄┄┄┄ │  练习3   │
└─────────┘    停止     └─────────┘
     ┆                    ┆      ┆
   ┌─┐               ┌───────┐ ┌───┐
   │疼│               │疼痛缓解│ │疼 │
   │痛│               │不明显  │ │痛 │
   │缓│               └───────┘ │缓 │
   │解│                         │解 │
   └─┘                          └───┘
     ┆                    ┆      ┆
┌─────────┐              ┆      ┆
│  练习2   │              ┆      ┆
└─────────┘        ┌──────────────┐
                   │  练习3+练习4   │
                   └──────────────┘
                        ┆      ┆
                     ┌───┐  ┌───┐
                     │增 │  │疼 │
                     │加 │  │痛 │
                     └───┘  │缓 │
                            │解 │
                            └───┘
                        ┆
               ┌──────────────┐
               │  练习1+练习2   │
               └──────────────┘
```

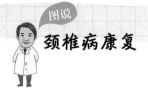

　　当仅感到脊柱单侧疼痛或者一侧较另一侧疼痛更加明显时，目前推荐的训练方案常常无效。如果是这种情况，你应该先进行"练习5"。但是"练习5"之后必须紧跟"练习1"和"练习2"。在2~3天训练后，你会发现疼痛更加集中或减轻，此时你就可以逐步减少"练习5"的练习次数。

一侧疼痛
而另一侧不痛

一侧比另一侧
疼痛更厉害

练习5

紧接着练习

练习1+练习2

减少

疼痛减轻或集中

练习5

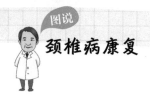

急性疼痛缓解之后

训练一段时间后，你的急性疼痛缓解了很多，但当你在做某些动作时，仍会感到一些疼痛或者僵硬，将头由一侧转向另一侧或者低头向下看的时候尤其是如此。最有可能的是，这一阶段是受损的软组织进行修复的阶段。这时必须确保在不造成新的损伤的情况下恢复软组织的可塑性和颈椎整体的灵活性。

如果在扭头时感到疼痛，你应该进行"练习6"；如果在低头时感到疼痛，则应该进行"练习7"。每次练习时，请将动作幅度做到最大后再放松。疼痛会在 2~3 周的练习后完全消失。在做"练习6"和"练习7"时，一定要记得同时做"练习1"和"练习2"。

如果在练习时没有疼痛感，只是感到有些僵硬，那么你应当在练习时用双手施加额外的压力。这样的效果会更好。你颈部的正常功能应该会在3~6周后完全恢复。

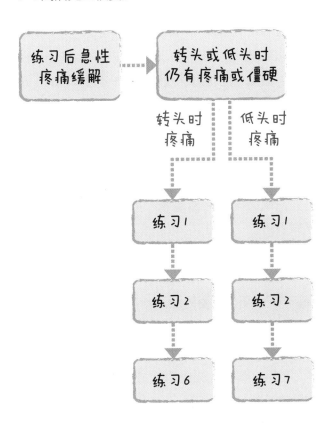

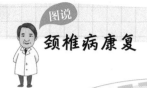

无疼痛后如何预防颈痛复发

　　很多颈部疼痛的患者通常会有很长时间的无疼痛状态或仅有轻微疼痛。无论是在很久以前还是在最近，如果颈部疼痛曾发作过（一次或多次），即使目前没有疼痛，你也应该开始进行练习。然而，在这种情况下，没有必要进行疼痛发作时的全部练习，也不需要 2 小时就练习一次。

　　为预防颈部问题复发，应该进行"练习6"，紧跟着进行"练习1"和"练习2"的训练，最好每天早晚各做一组。此外，每当坐位或工作时觉得颈部有些紧绷时，你都应当做一做"练习1"和"练习2"。更为重要的是，你应该时刻注意自己的姿势，不要让姿势再一次成为颈痛的原因。如果你一直以不良姿势工作，那么这些练习的效果会很小。进行颈部训练是必要的，但是培养和维持正确的姿势是更为重要和紧迫的。

每天早晚各做一组

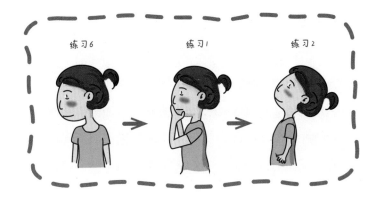

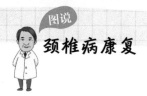

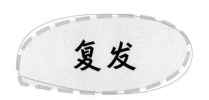

复发

　　一旦有颈部疼痛复发的迹象，你应该立即进行"练习1"和"练习2"。如果疼痛过于剧烈而无法完成这些练习或这些练习不再有效时，那么请马上开始"练习3"和"练习4"的训练。如果你的疼痛偏向一侧，且在练习后疼痛没有集中，请先做"练习5"。与此同时，你需要格外注意自己的姿势，时常纠正不良姿势，尽可能维持正确姿势。

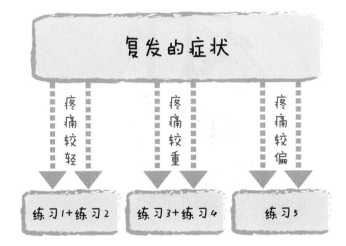

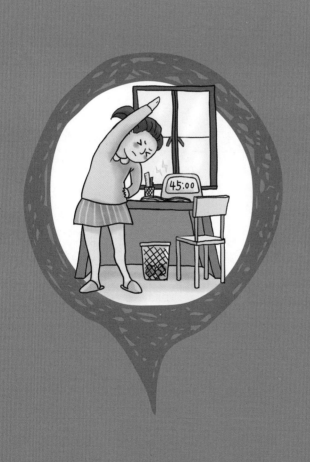

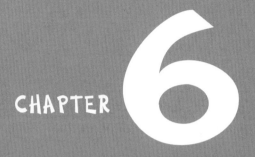

CHAPTER **6**

注意生活习惯模式，
告别颈痛

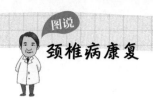

经过前面的介绍，我们知道颈椎病的常见症状是颈痛伴有肩、上肢的疼痛麻木，有时还会伴有头痛、头晕等症状。

导致颈痛最常见的原因是异常姿势所产生的肌肉韧带过度拉伸。而坐位时不自主地把头前伸，是最常见的错误姿势。

因此，我们平时应该注意避免的不良姿势主要有：

① 坐位时，弓腰头向前伸；

② 睡觉时，枕头过高；

③ 长时间低头。

正确坐姿——
直立腰部

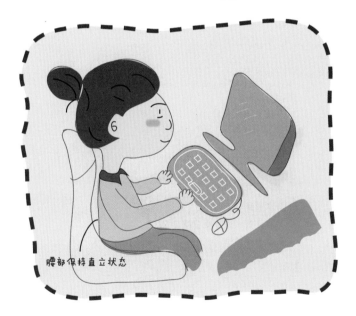

腰部保持直立状态

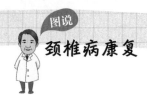

在日常生活中，我们应该避免这三种常见的不良姿势，同时学会并保持正确的姿势：

① 站立时，抬头收下巴，挺胸收腹，平视前方；

② 坐位时，腰挺直坐正，必要时可使用腰卷；

③ 睡觉时，枕头要填满颈部的空隙，也可以使用支撑卷来支撑颈部。

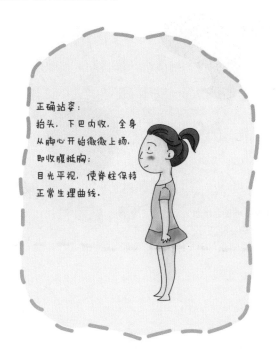

正确站姿：
抬头，下巴内收，全身
从胸心开始微微上扬，
即收腹挺胸；
目光平视，使脊柱保持
正常生理曲线。

避免不良姿势，同时保持正确姿势是预防颈痛的基础。

　　如果你已经有颈部不适，或者你想更好更快地摆脱颈痛的困扰，请记住我们教你的颈部锻炼方法。

　　在最开始练习时疼痛可能会加重。但随着练习的进行，这种疼痛一般都会减低或者集中。

　　与此同时，平常也可以通过颈部保健操来加强颈部的肌肉韧带，预防颈痛。

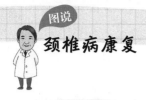

图说

颈椎病康复

颈部保健操

视频示范

扫一扫
观看视频示范

第一节
内收向上

先将下颌内收，同时头用力向上顶，停留片刻，再放松还原到准备姿势，重复 5~10 次。

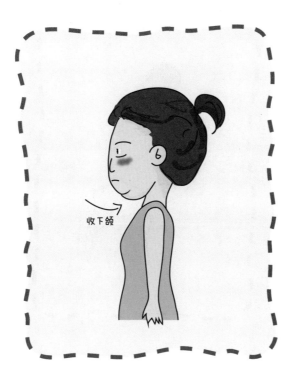

收下颌

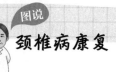

第二节
左右侧屈并加压

先将颈部缓慢向左侧屈，停留片刻，再缓慢向右侧屈，停留片刻，重复 5~10 次。

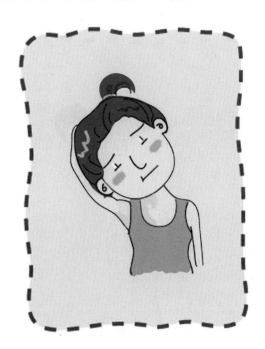

第三节
左右旋转

先将颈部缓慢转向左侧，停留片刻，再缓慢转向右侧，停留片刻，重复 5~10 次。

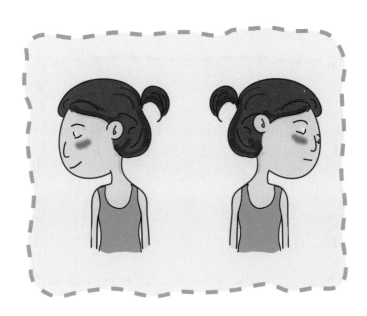

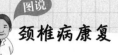
第四节
左右环绕

先将头颈向左前，然后缓慢向右做绕环动作，回到准备姿势。然后，反方向做同样动作。重复5~10次。

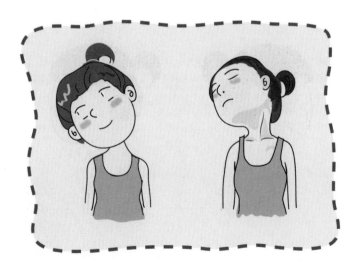

第五节
侧屈摸耳

先将头颈向右侧弯，同时右手经过头顶上方去触碰左耳，停留片刻，还原到准备姿势。然后反方向做同样动作。重复 5~10 次。

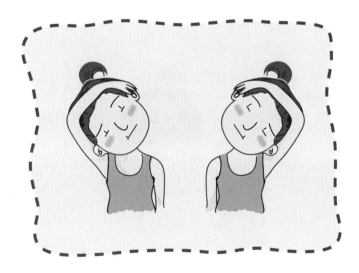

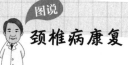
第六节
颈部肌肉力量训练

（1）前后肌群锻炼

● 颈前屈肌群：将手放在额头上，慢慢将头部
  向前压，手持续阻挡头部压来的力量。

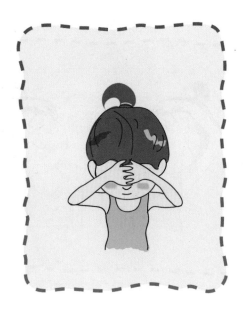

- 颈后伸肌群：将手放在脑后，头部向后压。其余步骤同前。维持 5 秒后，放松，重复 5~10 次。

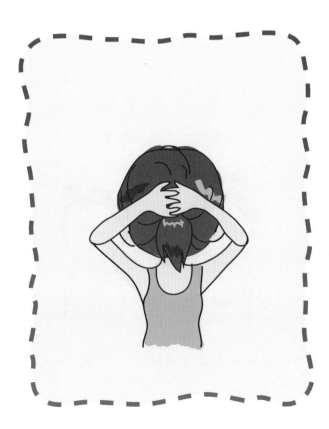

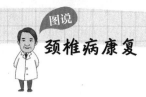

图说

颈椎病康复

（2）左右侧屈肌群力量锻炼

左手放在左边面部。头部缓慢压向左侧，手持续阻挡头部的压力。维持 5 秒后，放松。然后反方向做同样动作。重复 5~10 次。

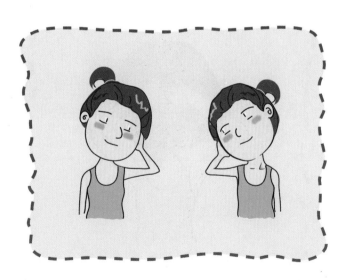

（3）左右旋转肌群力量锻炼

左手放在左边脸颊。头部缓慢向左侧旋转，手持续阻挡头部的压力。维持 5 秒后，放松。然后反方向做同样动作。重复 5~10 次。

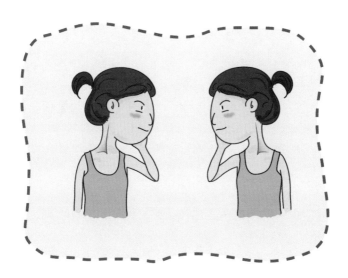

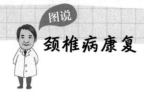

最后，感谢你耐心地看完这本书，真心地希望它能对你有所帮助！

52检